安徽省质量工程项目高水平高职教材建设（2018yljc275）
高等职业教育药学类专业实训系列教材

天然药物化学实训教程

刘修树 龚菊梅 主编

TIANRAN YAOWU HUAXUE
SHIXUN JIAOCHENG

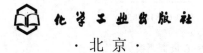

·北京·

内容简介

本实训教程为安徽省质量工程项目高水平高职教材建设高等职业教育药学类专业实训系列教材之一。主要内容按关联性分为四个模块，每个模块项目化，以任务驱动。模块一主要介绍实验实训规则、安全要求和急救常识。模块二重点介绍常见的提取、分离技术和设备，并融入新技术、新方法和新设备。模块三选择临床常见代表中药，进行各类天然药物化学成分提取、分离与鉴定实训，每个项目中一般有多个任务，任务内容有实训目标、概述、实训原理、实训材料、实训方法、实训注意事项及说明和实训思考，附有实验实训评分表。模块四附录部分介绍常用试剂性质、配制方法和天然药物化学成分鉴定方法。实验实训始终以能力培养为目标，强化基本知识、基本技能和基本方法学习，注重安全和规范意识，实行实验实训全过程评价。

本实训教程可供高等职业院校药学、药物制剂技术、药品质量与安全、药品生产技术等专业师生使用。

图书在版编目（CIP）数据

天然药物化学实训教程／刘修树，龚菊梅主编．—北京：化学工业出版社，2025.3. —（高等职业教育药学类专业实训系列教材）．— ISBN 978-7-122-47297-7

Ⅰ.R284

中国国家版本馆 CIP 数据核字第 20256CC555 号

责任编辑：张　蕾　　　　文字编辑：李　悦
责任校对：刘　一　　　　装帧设计：史利平

出版发行：化学工业出版社
　　　　（北京市东城区青年湖南街 13 号　邮政编码 100011）
印　　装：河北延风印务有限公司
710mm×1000mm　1/16　印张 11¼　字数 221 千字
2025 年 5 月北京第 1 版第 1 次印刷

购书咨询：010-64518888　　　售后服务：010-64518899
网　　址：http://www.cip.com.cn
凡购买本书，如有缺损质量问题，本社销售中心负责调换。

定　价：39.80 元　　　　　　　　版权所有　违者必究

编写人员名单

主　编　刘修树　龚菊梅

副主编　倪受东　何晓丽　王　玮

编写人员（按姓氏笔画为序）

　　　　王　玮（合肥市食品药品检验检测中心）

　　　　王文宇（合肥职业技术学院）

　　　　刘修树（合肥职业技术学院）

　　　　吴　丹（合肥职业技术学院）

　　　　吴　虹（皖西卫生职业学院）

　　　　何晓丽（合肥职业技术学院）

　　　　周　晶（安徽省中医院）

　　　　顾宏霞（皖西卫生职业学院）

　　　　倪受东（安徽医科大学附属巢湖医院）

　　　　龚菊梅（合肥职业技术学院）

前 言

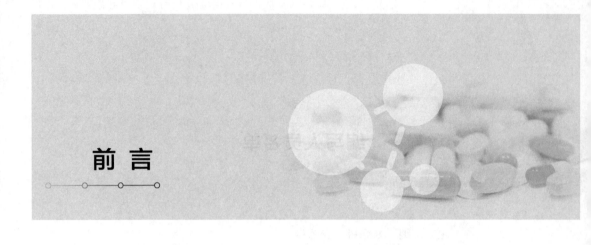

2022年10月7日，中共中央办公厅、国务院办公厅印发的《关于加强新时代高技能人才队伍建设的意见》要求全面实施"技能中国行动"，健全技能人才培养、使用、评价、激励制度，大力弘扬劳模精神、劳动精神、工匠精神。

《天然药物化学实训教程》作为安徽省质量工程项目高水平教材建设——高职高专药学类专业实训系列教材之一，以文件精神为指导，结合天然药物化学课程实训目标和学情分析，对接药品生产岗位，着力打造精品教材。本实训教程不仅重视培养学生掌握天然药物中化学成分提取、分离与鉴定的基本理论知识、基本技能和基本方法，更注重立德树人，让学生"德技兼备"，了解行业发展前沿的新技术、新工艺和新设备，启迪创新思维，打造综合能力与素质过硬的高素质技术技能人才。实训教程内容按照关联性模块化构建，每个模块以项目为导向，任务为驱动。本书具体编写特点：一是高度重视安全和规范意识。总结以往实验实训过程中存在的一些安全隐患和风险，操作不规范、实验实训管理不足的地方，进一步对实验实训过程提出了更加细致的要求，始终贯彻操作规范化思想，让学生有更强的安全、防风险和规范意识。二是强化基本技能和基本方法。基本技能、基本方法是岗位能力的基础，熟练掌握基本技能、基本方法是形成高水平综合能力、培育工匠精神的前提。强化基本技能、基本方法，即同一基本技能、基本方法在具体天然药物提取、分离中因化学成分差异实际操作不同，要求学生能举一反三，熟练应用和掌握，也为后续岗位能力发展夯实基础。三是融合新技术、新工艺和新设备。中共中央办公厅、国务院办公厅2021年印发的《关于推动现代职业教育高质量发展的意见》提出改进教学内容与教材，及时将新技术、新工艺、新规范纳入教学内容。根据文件精神，本实训教程将近年来天然药物提取、分离应用的新技术、新方法和新设备进行了简要的介绍，让学生了解天然药物提取、分离的前沿技术和方法，提升学生的技能视野。四是易得性、覆盖面广。首先具体天然药物的选择主要是大众熟悉的、易得的、价格低廉的、临床常用或者具有特殊应用领域的中药，不仅节约资源，还更容易为学生接受，激发他们的学习兴趣。其次，大部分主要类型天然药物化学成分配有实验实训项目，并且项目中一般有多个任务，任务中有的流程相对简单，有的流程复杂，各学校可以依据本校不同专业人才培养目标和实验实训条件实际情况进行项目、任务选择组合，构建本校自有的实践教学体系。五是全过程评价，学生能力的培养更注重过程，全过程评价是对学生实践技能形成整个过程、全方位的综合评价。综合评价分为课前、课中和课后三个部分：课前准备工作，对实验实训内容预习、试剂配制准备情况进行评价；课中的评价包括着装，实验实训态度，安全节约意识，团队协作，操作规范，实验记录，废液入桶及实验实训结束后仪器设备清洗、摆放，水电门窗关闭和实验实训室卫生情况等；课后的评价包括实验室使用记录、实训报告完成情况、教学反思等。

本实训教程由刘修树、龚菊梅主编。参加编写的人员有：刘修树（前言、模块一、模块二项目二任务1至3、模块三项目五、模块四附录三至五）、龚菊梅（模块二项目一，模块二项目三任务1和2、模块三项目一、二，模块四附录一和二）、王玮（模块二项目二任务4至6）、何晓丽（模块二项目三任务3和4）、倪受东（模块二项目四）、王文宇（模块三项目三）、顾宏霞（模块三项目四）、吴丹（模块三项目六）、周晶（模块三项目七）、吴虹（模块三项目八）。全书由编者互审、讨论、修改，刘修树统稿。

本实训教程编写过程中参考了部分已经出版的天然药物化学书籍和实训指导教材、专著及有关标准资料，从中借鉴了诸多有益的内容，在此谨向有关作者和出版社致谢。

由于编者能力有限，书中难免存在不足之处，敬请读者批评指正。

编者

2024 年 7 月

目 录

模块一　天然药物化学实验实训基本规则和安全要求　001

项目一　天然药物化学实验实训基本规则 …………………………… 002
项目二　天然药物化学实验实训安全要求 …………………………… 003

模块二　提取分离纯化技术和设备简介　005

项目一　常见提取技术 ………………………………………………… 006
　　任务1　溶剂提取法 ………………………………………………… 006
　　任务2　水蒸气蒸馏法 ……………………………………………… 011
项目二　常见分离纯化技术 …………………………………………… 013
　　任务1　薄层色谱技术 ……………………………………………… 013
　　任务2　纸色谱技术 ………………………………………………… 017
　　任务3　硅胶柱吸附色谱技术 ……………………………………… 020
　　任务4　离子交换色谱技术 ………………………………………… 022
　　任务5　聚酰胺色谱技术 …………………………………………… 027
　　任务6　凝胶过滤色谱技术 ………………………………………… 029
项目三　提取分离新技术 ……………………………………………… 033
　　任务1　超临界流体萃取技术 ……………………………………… 033
　　任务2　酶法提取和仿生提取技术 ………………………………… 035
　　任务3　固相萃取和固相微萃取技术 ……………………………… 038
　　任务4　闪式提取技术 ……………………………………………… 040
项目四　提取分离设备简介 …………………………………………… 044

模块三 各类天然药物化学成分提取、分离与鉴定实训

项目一 苷类成分提取、分离与鉴定技术 …………………………… 049
　　任务　苦杏仁中苦杏仁苷的提取、分离与鉴定 ………………… 049

项目二 生物碱类成分提取、分离与鉴定技术 ……………………… 053
　　任务1　黄连中盐酸小檗碱的提取、分离与鉴定 ……………… 053
　　任务2　苦参中苦参总碱的提取、分离与鉴定 ………………… 058
　　任务3　防己中粉防己碱的提取、分离与鉴定 ………………… 062
　　任务4　茶叶中咖啡因的提取、分离与鉴定 …………………… 067

项目三 香豆素类成分提取、分离与鉴定技术 ……………………… 071
　　任务1　秦皮中七叶苷和七叶内酯的提取、分离与鉴定 ……… 071
　　任务2　补骨脂中补骨脂素和异补骨脂素的提取、分离与鉴定 … 075
　　任务3　蛇床子中蛇床子素和欧前胡素的提取、分离与鉴定 … 079

项目四 蒽醌类成分提取、分离与鉴定技术 ………………………… 083
　　任务1　大黄中蒽醌类成分的提取、分离与鉴定 ……………… 083
　　任务2　虎杖中蒽醌类成分的提取、分离与鉴定 ……………… 087

项目五 黄酮类成分提取、分离与鉴定技术 ………………………… 092
　　任务1　槐米中芦丁的提取、分离与鉴定 ……………………… 092
　　任务2　黄芩中黄芩苷的提取、分离与鉴定 …………………… 098
　　任务3　葛根中葛根素和大豆素的提取、分离与鉴定 ………… 102
　　任务4　银杏叶中总黄酮类化合物的提取、分离与鉴定 ……… 105

项目六 萜类化合物与挥发油提取、分离与鉴定技术 ……………… 109
　　任务1　黄花蒿中青蒿素的提取、分离与鉴定 ………………… 109
　　任务2　穿心莲中穿心莲内酯的提取、分离与鉴定 …………… 112
　　任务3　八角茴香中挥发油的提取、分离与鉴定 ……………… 117
　　任务4　牡丹皮中丹皮酚的提取、分离与鉴定 ………………… 120

项目七 皂苷类成分提取、分离与鉴定技术 ………………………… 124
　　任务1　甘草中甘草酸的提取、分离与鉴定及甘草次酸制备 … 124
　　任务2　绞股蓝中总皂苷的提取、分离与鉴定 ………………… 128
　　任务3　穿山龙中薯蓣皂苷元的提取、分离与鉴定 …………… 131

项目八 其他天然药物化学成分提取、分离与鉴定技术 …………… 136
　　任务1　黄芪中多糖的提取、分离与鉴定 ……………………… 136
　　任务2　五倍子中鞣质的提取、分离与鉴定 …………………… 139
　　任务3　金银花中绿原酸的提取、分离与鉴定 ………………… 142

模块四　附录　146

附录一　天然药物化学成分检出试剂配制法 …………………… 147
附录二　天然药物中各类化学成分的鉴定方法 ………………… 155
附录三　常用有机溶剂的性质及回收精制 ……………………… 160
附录四　常用溶剂的物理常数 …………………………………… 166
附录五　常用干燥剂性能 ………………………………………… 167

参考文献　171

模块一

天然药物化学实验实训基本规则和安全要求

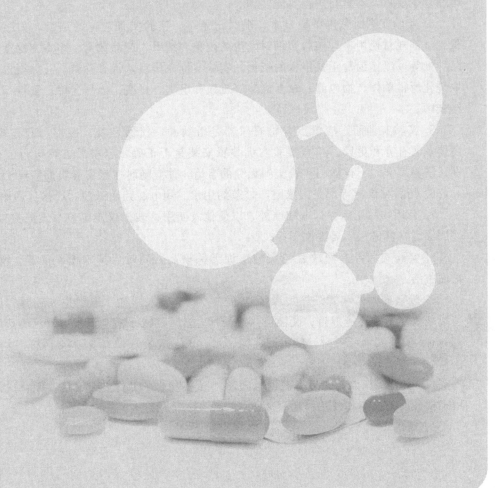

项目一

天然药物化学实验实训基本规则

1. 严格遵守实验实训室各项规章制度，不迟到、不早退；实验实训时不大声喧哗，严禁吸烟，不得擅自离开实验实训室。

2. 实验实训时必须穿实验服，保持服装整洁，不得穿拖鞋进入实验实训室。

3. 每次实验实训以前，必须预习实验实训内容，了解实验实训原理、操作流程和理论要点，不盲目进行实验实训。

4. 实验实训时须准备记录本，随时记录每一实验实训应记的项目，如原料用量，试剂耗材使用量，实验实训时发生的现象、结果、产品数量、熔点、沸点、产品纯度等，以作为写正式报告的依据。实验实训完毕后，认真总结，写好报告。提取纯化所得单体产物包好，贴上标签（班级和组别、日期、样品名称、重量等）交给老师。

5. 实验实训前，应清点并检查仪器是否缺漏，仪器是否有破损，若有缺损，需要及时补齐和更换。检查实验实训装置安装是否正确，合格后方可进行实验实训。实验实训时不得做与实验实训无关的事情，并应随时注意实验实训情况。

6. 药品、仪器等都是国家财产，节约用水、用电、药用试剂，严格药品用量。

7. 公用物品用后立即放归原处，以便他人使用；破损仪器应填写破损报告单，注明原因；器皿用后要洗刷干净。

8. 实验实训台上勿放置与实验实训无关物品，随时保持水槽、仪器、桌面、地面整洁。

9. 废弃的固体和滤纸等丢入废物桶内，严禁丢入水槽、下水道和窗外，以免造成堵塞和影响环境卫生；废液倒入废液桶，严禁倒入水槽和下水道，污染环境。

10. 实验实训结束时，应将门、窗、水、电、气关好，室内打扫干净，并清点仪器后方可离开实验实训室。

11. 实验实训课结束后，授课教师和班级学生做好实验实训项目、耗材试剂使用、仪器设备损坏和使用等记录。

项目二
天然药物化学实验实训安全要求

一、实验实训安全要求

在天然药物化学实验实训实训中，所用的药品、试剂、溶剂等往往具有挥发性、腐蚀性、易燃、有毒，甚至有爆炸性，实验实训操作又经常在加温、加压等情况下进行，需要各种热源、电器或其他仪器，操作不慎易造成火灾、爆炸、中毒、触电等事故。所以要求操作人员必须具有强烈的人身安全防护意识，提高警惕，消除隐患，遵守实验实训安全规则，避免一切事故的发生。

1. 熟悉实验室及其周围的环境和水的开关、电闸及灭火器的位置。
2. 使用电器设备及各种仪器时，要弄清电路及操作规程，不要用湿的手、物接触电插销，谨防触电。实验后，应把连接电源的插头拔下。
3. 实验完毕后，应检查水、电源、气源是否关严。值日生和最后离开实验室的工作人员都应负责再检查一遍，并把水和气源的总开关关闭，关闭电闸，但冰箱等除外。
4. 操作易燃性有机溶剂，回流、蒸馏、减压蒸馏时，不能明火直接加热，要放沸石或一端封死的毛细管。若在加热时发现未放沸石则应冷却后再加，防止暴沸冲出。减压系统应装有安全瓶。
5. 实验实训室存放易燃性有机溶剂时要远离火源，存量不得超过500mL。加液时应停火或远离火源，勿漏气开口，冷凝水要通畅。启封易挥发溶剂瓶盖时，面部要避开瓶口并慢慢开口，以防气体冲出，危及面容。
6. 有毒、腐蚀性药品应妥善保管，操作后要立即洗手，勿沾及五官、伤口及身体暴露部位，以免中毒、损伤皮肤。
7. 实验实训中，应在通风橱中使用毒气或腐蚀性气体，必要时，可戴防护用具进行工作。在进行易燃性有机溶剂实验实训时，须按照操作规程进行。不可将易挥发、易燃性有机溶剂倒入水槽或废液桶内。
8. 若将玻璃管插入塞中时，可在塞孔中涂些水或甘油等润滑剂，用布包住玻璃管使其旋转而入，防止折断割伤。

9. 烘箱内不能烘盛有易燃性溶剂的器皿。

10. 消防器材、砂箱、石棉布、灭火器等应放在方便固定的地点，不能随意移动，均应处于备用状态。

11. 万一不慎着火，要沉着冷静积极抢救。应立即切断室内电源和火源，用石棉布将着火部位盖严，使其隔绝空气而熄灭，或视火势情况选用适当灭火器材进行灭火。在实验实训室使用二氧化碳灭火器较好，它具有不腐蚀、不导电等优点。

二、急救常识

1. 玻璃割伤

玻璃割伤是常见的事故，如为轻伤，应及时挤出污血，用消毒过的镊子取出玻璃碎片，用蒸馏水冲洗伤口，涂上红药水或碘酒后用纱布包扎好。如为大伤口，应立即用绷带扎紧伤口上部，使伤口停止出血，急送医院。

2. 水火烫伤

轻伤涂甘油、硼酸、凡士林或烧伤膏，重伤送医院。

3. 试剂灼伤

酸液特别是浓硫酸等浓酸液溅在皮肤上时，应先用干布如实验服等尽量擦去酸液后，再用3%碳酸氢钠稀碱液或大量水冲洗，以免严重灼伤；若为碱液灼伤，先用大量水冲洗，再用1%乙酸冲洗，最后用水冲洗，再涂上油膏或凡士林。

4. 试剂溅入眼睛

酸液或碱液溅入眼睛中时，抹去溅在眼睛外面的酸液或碱液，立即用大量水冲洗。若为酸液，再用1%碳酸氢钠溶液冲洗；若为碱液，再用1%硼酸溶液冲洗，最后用水冲洗，滴入可的松滴眼液。

5. 触电

若发生触电事故，应迅速切断电源。轻微者会很快自我恢复，较严重者须进行人工呼吸，并立即送医院急救。

6. 中毒

如发生中毒现象，应迅速使中毒者撤离中毒现场至通风良好的地方，解开衣领，松开腰带，让其做深呼吸。轻者可慢慢恢复。较重者应饮服高锰酸钾（1:5000）或1%硫酸铜溶液后压舌催吐，呕吐后，根据毒物的性质不同，选择饮服鸡蛋清、牛奶、淀粉糊、橘子汁、浓茶水等。若发生昏迷或休克，应进行人工呼吸或吸氧，并及时送往医院急救。

模块二

提取分离纯化技术和设备简介

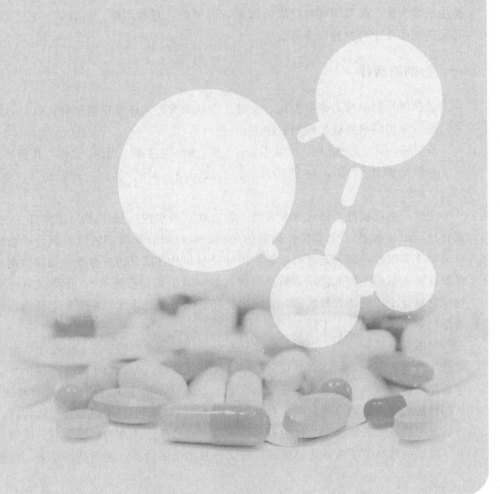

项目一
常见提取技术

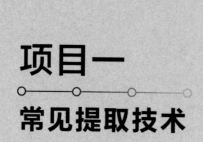

任务1 溶剂提取法

溶剂的提取过程是依据相似相溶原理,溶剂对药材组织细胞不断做往返的浸润、渗透、解吸、溶解扩散,直至药材组织细胞内外溶液中被溶解的化学成分的浓度达平衡为止。影响中药材提取的因素有溶剂的选择和用量、提取的方式、次数、时间、温度及中药材粉碎度等。

一、溶剂的选择

选择适当的溶剂是提取步骤的关键。溶剂的极性大体可根据介电常数 ε 的大小来判断。常用溶剂的极性排列顺序为:

石油醚<苯<无水乙醚<三氯甲烷<乙酸乙酯<正丁醇<丙酮<乙醇<甲醇<水。

它们的介电常数 ε 分别为 1.8、2.3、4.3、5.2、6.1、7.8、21.5、26.0、31.2、81.0。

天然产物的极性大体可分为3类,即极性(亲水性)、非极性(亲脂性)、中等极性(亲水又亲脂)。依据相似相溶的规律,极性成分易溶于极性溶剂,亲脂性成分易溶于非极性溶剂,通过对欲提取成分及与其共存成分的极性差异选择溶剂。如提取苷元、游离生物碱常用亲脂性溶剂(如三氯甲烷、乙醚等);苷类成分由于结构中含糖分子,羟基数目增多,表现出比其苷元更强的亲水性,则可选择极性较大的溶剂如乙酸乙酯、正丁醇等。

一般文献提供的化合物的溶解度是指纯品在溶剂中的溶解度。但在粗提时,药材处于复杂的混合物状态,各成分的溶解度相互影响,可能由于成分间的助溶或化学作用,使溶解度有较大的改变。如用水提取时,不溶于水的成分有时会被溶解;从乙醇提取物中分离出的各种化合物,有时难溶于乙醇中;油脂类杂质的存在,使香豆素可溶解于石油醚中。这也是常以水或不同浓度乙醇作为粗提溶剂的原因。

溶剂的选择除了考虑溶解度外,还需顾及溶剂的价格,使用是否完全,处理是否方便及是否与天然产物起化学作用等条件。

在实际工作中，依据工作的目的，可分定向提取法和系统溶剂提取法两类。从天然药物中提取某一已知成分或某类成分，可根据它们的性质，选择适当溶剂进行定向提取，如用石油醚直接提取细辛醚；提取有机酸时，可将药材用适量酸水浸润，使其游离，然后用脂溶性溶剂提取。系统溶剂提取法是研究天然药物未知成分的常用的初步提取分离方法，根据天然药物中各类化学成分的极性不同，药材粉末用极性由低到高的溶剂依次提取。一般顺序是石油醚、乙醚（或三氯甲烷）、乙酸乙酯、正丁醇、乙醇（或丙酮）、水，分别得到极性不同的组分。更换溶剂前，必须将前一种溶剂挥尽。也可以先用水或醇提取，浓缩成浸膏，加入惰性填料，如硅藻土，拌匀、低温烘干，研成粗粉，再用上述溶剂系统依次提取。本法的缺点是由于各成分间的助溶作用，同一类成分往往会分散在邻近的几个部位中，这一现象较为普遍。虽然如此，系统溶剂提取法仍是研究成分不明的天然药物最常使用的方法。

二、提取方法选择和操作技术

提取方法的选择，主要从溶剂性质及被提取成分遇热稳定性来考虑。

(一) 浸渍法

1. 操作技术

浸渍法根据提取温度分为冷浸渍法和温浸渍法。

(1) 冷浸渍法　取药材粗粉，置适宜容器中，加入一定量的溶剂如水、酸水、碱水或稀醇等，密闭，时常搅拌或振摇，在室温条件下浸渍1～2天或规定时间，滤过，一般可重复提取2～3次，第2、3次浸渍的时间可缩短。用力压榨残渣，合并滤液，浓缩后得提取物。

(2) 温浸渍法　具体操作与冷浸法基本相同，但温浸法的浸渍温度一般在40～60℃之间，浸渍时间较短，能浸出较多的有效成分。由于温度较高，浸出液冷却后放置贮存常析出沉淀，为保证质量，需滤去沉淀。

2. 适用范围

本法适用于提取遇热易破坏的成分，或含大量淀粉、黏液质、果胶、树胶等多糖的药材。

3. 特点

因提取常在室温及静态下进行，提取效率低，耗时长，特别是用水作溶剂，提取液易发霉变质，必要时可加入适量防腐剂。

(二) 渗漉法

渗漉法是将药材粗粉置于渗漉装置中，连续添加溶剂渗过药粉，自上而下流动，使有效成分浸出的一种动态浸提方法。常用溶剂有不同浓度的乙醇、酸性乙醇、碱性乙醇、酸水、碱水和水等。

1. 操作技术

（1）粉碎　一般将药材粉碎成 50 目左右的粗粉。

（2）浸润　根据药粉性质，用规定量的溶剂（一般每 1000g 药粉用 600～800mL 溶剂）润湿，密闭放置 15min 至 6h，使药粉充分膨胀。

（3）装筒　取适量用相同溶剂湿润后的脱脂棉垫在渗漉筒底部，分次装入已润湿的药粉，每次装粉后用木槌均匀压平，力求松紧适宜，药粉装量一般以不超过渗漉筒体积的 2/3 为宜，药面上盖滤纸或纱布，再均匀覆盖一层清洁的细石块（常用玻璃弹珠）。

（4）排气　装筒完成后，打开渗漉筒下部的出口，缓缓加入适量溶剂，使药粉间隙中的空气受压由下口排出。

（5）浸渍　待气体排尽后，关闭出口，流出的渗漉液倒回筒内，继续加溶剂使之保持高出药面浸渍。

（6）渗漉　浸渍一定时间（常为 24～48h），即可打开出口开始渗漉，控制流速，一般以 1000g 药材每分钟流出 1～3mL 为慢漉，3～5mL 为快漉，实验室常控制在每分钟 2～5mL 之间，大量生产时，可调至每小时漉出液为渗漉器容积的 1/48～1/24。

（7）收集渗漉液　一般收集的渗漉液约为药材重量的 8～10 倍，或以有效成分的鉴别试验决定是否渗漉完全，最后经浓缩后得到提取物。装置见图 2-1。

2. 适用范围

适用于提取遇热易破坏的成分。

3. 特点

因能保持良好的浓度差，故提取效率高于浸渍法，存在的不足之处为溶剂消耗多，提取周期长。

4. 提示

本法在常温下进行，选用溶剂多为水、酸液、碱液及不同浓度乙醇等。

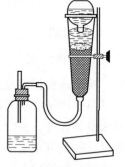

图 2-1　渗漉装置

（三）煎煮法

1. 操作技术

取药材饮片或粗粉，置适当煎器（勿使用铁器、铜器等）中，加水浸没药材，加热煮沸，保持微沸，煎煮一定时间后，分离煎煮液，药渣可继续依法煎煮数次，合并各次煎煮液，浓缩即得。一般以煎煮 2～3 次为宜，小量提取，第一次煮沸

20～30min。大量生产时，第一次煎煮1～2h，第2、3次煎煮时间可酌减。

2. 适用范围

此法适用于有效成分能溶于水且不易被水、热破坏的天然药物的提取。含挥发性成分及遇热易破坏成分的天然药物不宜用本法；多糖类含量大的药材因煎煮后淀粉等多糖呈糊状，使提取液黏稠，过滤困难，也不适宜。

3. 特点

操作简单，提取效率高于冷浸法。

4. 提示

本法不宜用于提取含挥发油及遇热易被破坏的天然药物成分；含糖类丰富的天然药物因煎提液黏稠，难以过滤，同样不宜用本法。

（四）回流提取法

使用低沸点有机溶剂如乙醇、三氯甲烷等加热提取天然药物中有效成分时，为减少溶剂的挥发损失，保持溶剂与药材持久地接触，通过加热浸出液，使溶剂受热蒸发，经冷凝后变为液体流回浸出器，如此反复至浸出完全的一种热提取方法。

1. 操作技术

将药材粗粉装入圆底烧瓶内，添加溶剂至盖过药面（一般至烧瓶容积1/2～2/3处），接上冷凝管，通入冷却水，于水浴中加热回流一定时间，滤出提取液，药渣再添加新溶剂回流2～3次，若遇成分在溶剂中不易溶解或药材质地坚实不易溶出时，需适当延长每次提取时间或增加提取次数，合并滤液，回收有机溶剂后得浓缩提取液。装置见图2-2。

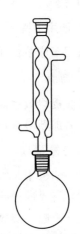

图2-2　回流提取装置

2. 适用范围

适用于脂溶性较强的天然药物化学成分的提取，如甾体、萜类、蒽醌等，亦用于虽能溶于水，但为了使杂质尽量少提出的某些化合物。

3. 特点

本法提取效率高，但溶剂消耗量仍较大，操作较麻烦。

4. 提示

由于提取受热时间长，对热不稳定成分的提取同样不宜用此法。

（五）连续回流提取法

连续回流提取法是在回流提取法的基础上改进的，能用少量溶剂进行连续循环回流提取，充分将有效成分浸出的方法。

1. 操作技术

实验室中常用索氏提取器（图 2-3）提取，操作时先在圆底烧瓶内放入几粒沸石，以防暴沸，量取溶剂倒入烧瓶内，然后将装好药材粉末的滤纸袋或筒放入提取器中，药粉高度应低于虹吸管顶部，水浴加热。溶剂受热蒸发，遇冷后变为液体回滴入提取器中，接触药材开始进行浸提，待溶剂液面高于虹吸管上端时，在虹吸作用下，浸出液流入烧瓶，溶剂在烧瓶内因受热继续汽化蒸发，如此不断反复循环 4~10h，至有效成分被充分浸出，提取液回收有机溶剂即得。

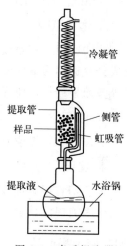

图 2-3 索氏提取器

2. 适用范围

适用于脂溶性化合物，药量少时多用该法进行提取。

3. 特点

此法提取效率高，溶剂用量少，为防止成分破坏，可在提取 1~2h 后转移出提取液，另加新溶剂再继续提取。

4. 注意事项

(1) 如果用非水溶剂提取则整套索氏提取器应无水干燥。

(2) 待提取样品要用滤纸包紧，上端用重物（如玻璃球）压住，以免受溶剂浸泡时上浮漂起。待提取样品放置的高度不应超过仪器中心部分中的虹吸管高度。

(3) 加热回流前要在溶剂瓶中放沸石，溶剂使用量不应超过溶剂瓶体积的 2/3。

(4) 加热前应检查整套仪器磨口连接部分是否密闭。

（六）超声提取法

1. 原理

超声波是一种弹性机械振动波。超声提取法就是利用超声波高频率的振动，产生并传递强大的能量给药材和溶剂，使它们做高速度的运动，产生的穿透效应比电磁波深。由于大能量的超声波作用在液体里，当振动处于稀疏状态时，液体被撕裂成许多小空穴，待空穴瞬间闭合时，产生高达数百兆帕的瞬时压力，这一现象称作空化现象。这种空化现象可击碎药材，加速药材中胞内物质的释放、扩散和溶解，从而增加了提取效率。

2. 操作技术

将药材粉末置于适宜容器内，加入定量溶剂，密闭后置于超声提取器内，选择适当超声频率提取一段时间（一般只需要数十分钟）后即得。

3. 适用范围

适用于遇热不稳定成分的提取。

4. 特点

超声提取法与常规提取方法相比，具有提取时间短、效率高、无须加热等优点，能避免高温高压对目标提取成分的破坏。

任务 2　水蒸气蒸馏法

一、原理

当水和不（或难）溶于水的化合物一起存在时，两组分的蒸气压和它们各自在纯状态时的蒸气压相等，混合体系的总蒸气压遵循道尔顿分压定律，是为两组分蒸气压之和，即 $p_{总}=p_{水}+p_{物}$，其中 $p_{物}$ 为与水不（或难）溶化合物的蒸气压。当 $p_{总}$ 与外界大气压相等时，混合物就会沸腾，这时的温度即为它们的沸点，所以混合物的沸点将比其中任一组分的沸点都要低一些，而且可在低于 100℃ 的温度下随水蒸气一起蒸馏出来，如中药中的挥发油。对一些在水中溶解度较大的挥发性成分可采用蒸馏液重新蒸馏的办法，收集最先馏出部分，使挥发油分层；或用盐析法，在蒸馏液中加入达饱和量的氯化钠或硫酸铵等，促使挥发性成分自水中析出；或采用低沸点脂溶性溶剂如石油醚、乙醚萃取，将蒸馏液中挥发性成分提取出来。

二、操作技术

1. 固定热源（酒精灯、可调电炉或电热套等）。

2. 固定蒸馏瓶，使其摆放如图 2-4 所示，保持蒸馏瓶轴心与铁架台的水平面垂直。

3. 安装蒸馏头，使蒸馏头的横截面与铁架台平行。

4. 连接冷凝管。保证上端出水口向上，通过橡皮管与水池相连；下端进水口向下，通过橡皮管与水龙头相连。

5. 连接接液管（或称尾接管）。

6. 将接收瓶瓶口对准尾接管的出口。常压蒸馏一般用锥形瓶而不用烧杯作接收器，接收瓶应在实验前称重，并做好记录。

7. 将温度计固定在蒸馏头上，使温度计水银球的上限与蒸馏头侧管的下限处在同一水平线上。

三、适用范围

水蒸气蒸馏法只适用于具挥发性，能随水蒸气馏出而不被破坏，与水不发生反应而又难溶于水的天然产物的提取。如挥发油、小分子挥发性成分麻黄碱、丹皮酚等。实验室常用的水蒸气蒸馏装置除了图 2-4 所示，还有挥发油提取器。挥发油提取器有两种形式，相对密度大于 1 和相对密度小于 1 的，常见的是后者，如图 2-5。

四、特点

设备工艺简单，操作方便。

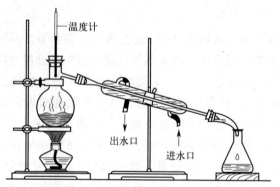

图 2-4　实验室水蒸气蒸馏装置

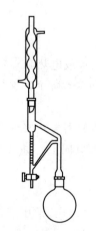

图 2-5　挥发油提取器

项目二
常见分离纯化技术

任务1 薄层色谱技术

薄层色谱技术（thin layer chromatography，TLC）是在平面载板上均匀涂布适宜的固定相形成一薄层，将欲分离的试样于薄层板上点样，随着移动相溶剂的移动展开，混合物中各成分获得分离的方法。

一、概述

1. 原理和分类

薄层色谱技术基本原理与柱色谱技术的原理一致，常见的有吸附薄层色谱技术和分配薄层色谱技术。对于某些性质特殊的化合物的分离与检出有时需采用特殊薄层色谱方法，如荧光薄层技术、配合薄层技术、酸碱薄层技术。

2. 吸附剂和展开剂选择

根据被分离物质的溶解性、酸碱性、极性等选择合适的吸附剂和展开剂是薄层色谱分离的关键。吸附薄层色谱常用的吸附剂有氧化铝、硅胶、硅藻土、聚酰胺、纤维素等。因硅胶、氧化铝的吸附性能好，适用于多种化合物的分离，故最为常用。展开剂的选择除了上述要求外，结合考虑所选吸附剂的吸附性能，选择单一溶剂或混合溶剂。分配薄层色谱展开剂的选择无固定规律，主要考虑被分离物质的溶解性。

二、薄层板的制备

（一）加黏合剂薄层板制备法

1. 硅胶 G 薄层板

薄层色谱用的硅胶在吸附剂名称之后加字母标明的意思是：硅胶 G（G 是 Gypsum 石膏的缩写，表示加了石膏），硅胶 H（H 表示不加石膏），硅胶 GF254

(GF254 表示加石膏和波长 254nm 显绿色荧光的硅酸锌锰），硅胶 GF365（GF365 表示加石膏和波长 365nm 显黄色荧光的硫化锌镉）。

取硅胶 G 或硅胶 GF 一份，置烧杯中加水约 5 份混合均匀，放置片刻，随即用药匙取一定量，分别倒在一定大小的玻璃片上（或倒入涂布器中，推动涂布），均匀涂布成 0.25～0.5mm 厚度，轻轻振动玻璃板，使薄层面平整均匀，在水平位置放置，待薄层发白近干，于烘箱中 100～110℃ 活化 0.5～1h，冷后贮于干燥器内备用。活化温度和时间可依需要调整，一般检识水溶性成分或一些极性大的成分时，所用薄层板只在空气中自然干燥，不经活化即可贮存备用。

2. 硅胶 H 羧甲基纤维素钠（CMC-Na）薄层板

取 CMC-Na 0.2g，溶于 25mL 水中，水浴加热搅拌至完全溶解，倒入烧杯中，加薄层色谱用硅胶（颗粒度 10～40μm 的 6～8g），混成均匀的稀糊，按照硅胶 G 薄层涂布法制备薄层，或取 0.8% 羧甲基纤维素钠 10mL，倒入广口瓶（高 10～12cm）中，然后逐步加入薄层色谱用硅胶 3.3g，不断振摇成均匀的稀糊，把两块载玻片面对面结合在一起，这样每片只有一面与硅胶糊接触，使薄片浸入硅胶稀糊中，然后慢慢取出，分开两块薄片，将未黏附硅胶糊的那一面水平放在一张清洁的纸上，让其自然阴干，100℃ 下烘 30min。冷却后置于干燥器内备用。未消耗的硅胶稀糊可贮存在广口瓶内，以供再用。

CMC-Na 溶液一般用 0.5%～1% 浓度，宜预先配制后静置，取其上层澄清溶液应用，则所制备的薄层表面较为细腻平滑。常用 0.8% 浓度。CMC-Na 系碳水化合物，调制时应在水浴条件下进行。活化温度不应过高，防止碳化。

氧化铝羧甲基纤维钠薄层的制备方法同上，一般所需要氧化铝比硅胶稍多。

目前国内外市场有预先制好的薄层板，底板用玻璃、塑料、铝片等。可按需要用玻璃刀划割，也可用剪刀剪成需要的大小，使用方便，价格稍贵。

（二）不加黏合剂薄层板制备法

1. 氧化铝薄层板

将吸附剂置于薄层涂布器中，调节涂布器的高度，向前推动，即得均匀薄层。本实验主要用下述简易操作涂布薄层，取表面光滑，直径统一的玻璃棒一支，依据所制备薄层的宽度、厚度要求，在玻璃棒两端套上厚度为 0.3～1mm 的塑料圈或金属环，并在玻璃棒一端一定距离处套上较厚的塑料圈或金属环，以使玻璃棒向前推动时能保持平行方向，操作时，将氧化铝粉均匀地铺在玻璃板上，匀速向前推动。

2. 纤维素薄层板

一般取纤维素粉 1 份加水约 5 份，在烧杯中混合均匀后，倒在玻璃板上，轻轻振动，使涂布均匀，水平放置，待水分蒸发至近干，于（100±2）℃ 干燥 30～

60min 即得。

3. 聚酰胺薄层板

取锦纶丝（无色干净废丝即可）用乙醇加热浸泡 2～3 次，除去蜡质等。称取洗净的锦纶丝 1g，加 85%甲酸 6mL，在水浴上加热使溶，再加 70%乙醇 3.5mL。继续加热使完全溶解成透明胶状溶液。将此溶液适量倒在水平放置的，用清洁液洗净的玻璃片上，并自然向周围推匀，厚度约 0.3mm，薄层太厚时，干后会裂开。将铺好的薄层水平放在盛温水的盘上，使盘中的水蒸气能熏湿薄层，盘子加玻璃板盖严密，薄板放置约 1h 完全固化变不透明白色，再放数小时后，在流水中洗去甲酸，先在空气中晾干，后在烘箱中 105℃恒温加热活化 30min，冷后置干燥器中贮存备用。

（三）特殊薄层板制备法

根据分离工作的特殊需要，可制成以下几种特制薄层。

1. 酸、碱薄层和 pH 缓冲薄层板

为了改变吸附剂的酸碱性，以改进分离效果，可在吸附剂中加入稀酸溶液（如 0.05～0.25mol/L 草酸溶液）代替水制成酸性氧化铅薄层使用。硅胶微呈酸性，在铺层时用稀碱溶液（如 0.1～0.5mol/L 氢氧化钠溶液）代替水制成碱性的硅胶薄层。用乙酸钠、磷酸盐等不同 pH 的缓冲液代替水铺层，可制成一定 pH 缓冲的薄层。

2. 络合薄层板

硝酸银薄层的制法，可在吸附剂中加入 5%～25%硝酸银水溶液代替水制成均匀糊状，再按常法铺成薄层，制成薄层避光阴干，于 105℃活化 30min 后避光贮存，制成的薄层以不变成灰色为好，在三天内应用。也可先把硝酸银用少量水溶解，再用甲醇稀释成 10%溶液，把预先制好的硅胶 G 薄层浸入此溶液中约 1min，取出避光阴干，按上法活化，贮存。

三、薄层色谱操作技术

包括制板、点样、展开、显色、计算比移值五个步骤。

1. 制板

同上。

2. 点样

用合适的溶剂溶解试样，先配成浓度略高（约为 5%）的试样溶液，使用时再稀释到 1%～0.01%的浓度。一般选择的溶剂应与展开剂极性相近或易于挥发，但需尽量避免选用水或甲醇。点样前在距离底边 1.0～1.5cm 处画一基线，用毛细管（定性分析）或微量注射器（定量分析）吸取试样溶液，于基线上点加试样，试样

点直径应在 2~3mm。如果在一个薄层板上点几个样品时，样品的间隔在 0.5~1.0cm 为宜，而且各斑点要在同一水平线上。除试样有特殊要求外，可用红外灯或吹风机在点样后加热除去原点残留的溶剂，以免残留溶剂对展开造成不良影响。

3. 展开

薄层色谱展开需在密闭的展开槽内进行，可根据薄层板的大小选择不同式样的展开槽。展开的方式有上行、下行、近水平、环形、单向二次展开、双向或多次展开等，常用上行法。具体操作时，预先用展开剂将密闭的展开槽饱和片刻，然后将点样后的薄层板置于展开槽内支架上，勿与展开剂接触，预饱和一定时间，使与展开槽内饱和的展开剂气体达到平衡。饱和后，将薄层板点有试样的一端浸入展开剂中约 0.5cm 深处（注意勿使展开剂浸泡点样斑点），开始展开，随着展开剂的上行，试样中不同成分因迁移速度不同而得到分离。待展开剂上行迁移到规定高度时取出，放置通风处使展开剂自然挥干，或用热风吹干，抑或是用红外线快速干燥箱烘干即可。

4. 显色

薄层色谱展开结束后，显色对于物质的鉴定十分重要。天然药物所含各种成分的显色条件各不相同，通常可先在自然光下观察，标出色斑并确定其位置，然后在紫外光灯 254nm 或 365nm 波长下观察和标记，必要时再选择显色剂显色观察。若薄层板为硬板，则采用喷雾法将显色剂直接喷洒于板上，立即可显色或稍加热后显色；若为软板且不能采用喷雾法，则可选用碘蒸气法、压板法或侧吮法。

5. 计算比移值

试样经色谱分离并显色后，分离所得物质在薄层色谱上的斑点位置可用比移值来表示（图 2-6）。比移值 R_f 的计算公式如下：

R_f 值＝原点至色谱斑点中心的距离/原点至溶剂前沿的距离

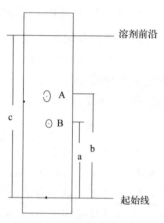

图 2-6　薄层板展开示意图

四、特点

薄层色谱具有价廉、设备简单、操作容易、展开迅速、所得斑点扩散小、分离过程受温度影响小、可使用腐蚀性显色剂、试样负荷量较大、分辨率高等优点。

五、应用

薄层色谱技术广泛应用于天然药物化学成分的分离鉴定、定量分析、微量制备等；还可配合柱色谱作跟踪分离，了解分离的效果，指导选择溶剂系统，在薄层色谱分离中能使各组分 R_f 值达到 0.2~0.8 的溶剂系统，可选为柱色谱的洗脱条件。

六、提示

当需要用薄层色谱分离微量混合物或天然化合物的降解产物时，要根据试样量决定所选薄层板的宽度和数目，薄层板的厚度要求增加至 2~3mm；配制的试样溶液浓度增大，常为 5%~10%；一般分离试样量在 10~50mg，随着试样量的增大可增加薄层板的块数；为提高薄层板的载样量，常将试样点成条状；色带的定位以采用紫外灯检视为最好，如果必须采用显色剂显色，可先留出一条色带，薄层板其余部分用另一玻璃板遮盖、显色并做好标记。试样需经洗脱操作，若为硬板可直接刮取不同色带，分别洗脱；若为软板，则将色带分别吸入小色谱管中，再用适当的溶剂洗脱。经制备性薄层分离，可获得毫克量的纯品。

任务 2　纸色谱技术

一、概述

纸色谱法属于分配色谱法，是以滤纸为载体，以纸上所含水或其他物质为固定相，用展开剂进行展开分离混合物的色谱方法。其原理近于萃取原理，是一种液-液分配技术。它的支撑体不是分配柱色谱用的硅胶等，而是吸水性强的高级特制的色谱滤纸（吸收高达 22% 左右的水），根据分离和鉴定对象，固定相可以是水、水的缓冲溶液或硅油、凡士林等。纸色谱最常用的展开方式是下行展开法和上行展开法，也可像薄层色谱一样有双向展开、多次展开、连续展开或径向展开等展开方式。

二、操作技术

1. 准备

（1）滤纸　纸色谱所用的滤纸与普通滤纸不同，两面要比较均匀，不含杂质。通常做定性实验时可采用国产 1 号色谱滤纸。大小可根据需要自由选择。

用于下行法的色谱滤纸按纤维长丝方向切成适当大小的纸条，离纸条上端适当的距离，使色谱滤纸上端能足够浸入溶剂槽内的展开剂中，并使点样基线能在展开剂槽两侧的玻璃支持棒下数厘米处，用铅笔画一点样基线，必要时，可将色谱滤纸下端切成锯齿形便于展开剂向下移动。用于上行法的色谱滤纸长约 25cm，宽度则按需要而定，必要时可将色谱滤纸卷成筒形。点样基线距底边约 2.5cm。径向展开取直径 12.5cm 的普通圆形滤纸，将滤纸划分出数个区间（根据所点样品的数目划分区间，滤纸不得折叠），在此色谱滤纸中心处用铅笔轻轻画直径为 1.5～2.0cm 的圆，作点样的起始线。在此圆的中心打一小孔，将一个长方形的滤纸条搓成一个滤纸芯，插在色谱滤纸的小孔中，纸芯与色谱滤纸成直角，纸芯的高度要比培养皿上下合盖后的内部高度稍低。

（2）展开容器　纸色谱展开容器通常为圆形或长方形玻璃槽，槽上具有磨口玻璃盖，能密闭。径向展开容器通常使用合适的培养皿。

下行法的展开容器盖上有孔，可插入分液漏斗，用以加入展开剂。在近顶端有一用支架架起的玻璃槽作为展开剂的容器，槽内有一玻璃棒，用以压住滤纸；槽的两侧各支一个玻璃棒，用以支持滤纸使其自然下垂，避免展开剂沿滤纸与溶剂槽之间发生虹吸现象，装置见图 2-7。用于上行法的展开容器在盖上的孔中加塞，塞中插入玻璃悬钩，以便将点样后的滤纸挂在钩上，并除去溶剂槽和支架，装置如图 2-8。

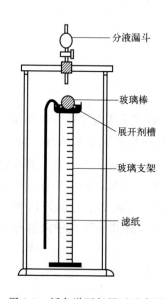

图 2-7　纸色谱下行展开示意图

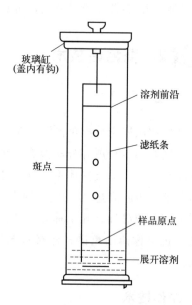

图 2-8　纸色谱上行展开示意图

2. 点样

将样品溶解于适宜的溶剂中制成一定浓度的溶液。用定量毛细管或微量注射器吸取溶液，点于点样基线上，一次点样量不超过 10μL。点样量过大时，溶液宜分次点加，每次点加后，使其自然干燥、低温烘干或经温热气流吹干，样点直径为 2～4mm，点样量取决于色谱滤纸的薄厚程度和显色剂的灵敏度，一般为几到几十微克。点间距离为 1.5～2.0cm，样点通常为圆形，也可点成条形。应使点样位置正确、集中。

3. 展开

下行展开法将点样后的色谱滤纸的点样端放在展开剂槽内并用玻璃棒压住,使色谱滤纸通过槽一侧自然下垂,点样基线在支持棒下数厘米处。展开前,应使展开槽内展开剂的蒸汽达到饱和。一般可在展开槽底部放一装有展开剂的平皿或被展开剂润湿的滤纸条附着在展开槽内壁上,放置一定时间,让展开剂挥发使槽内充满饱和蒸汽。然后小心添加展开剂至展开槽内,使色谱滤纸的上端浸没在槽内的展开剂中,展开剂即经毛细管作用沿色谱滤纸移动进行展开,展开至规定的距离后,取出色谱滤纸,标明展开剂前沿位置,待展开剂挥散后检视。

上行展开法点样方法同下行法。展开槽内加入展开剂适量,放置,让展开剂蒸气饱和后,再下降悬钩,使色谱滤纸浸入展开剂约 1cm,展开剂即经毛细管作用沿色谱滤纸上升,展开至规定距离后,取出色谱滤纸晾干。

上述的展开是向一个方向进行,即单向展开,也可以双向展开,即先向一个方向展开,取出,等展开剂完全挥发后,将滤纸转动 90°,再用原展开剂或另一种展开剂展开;亦可多次展开、连续展开等。

径向展开法取适量溶剂倒入培养皿中,上下盖好,平衡放置,保持 5min 左右,使其内部达液、气饱和。然后将色谱滤纸小心"扣盖"在培养皿的下皿中,色谱纸保持水平,纸芯保持直立并插入展开剂中,扣好培养皿上盖。展开剂将沿小纸芯向上浸湿,到达色谱滤纸后以一个圆形的湿斑慢慢向四周扩展,在展开剂浸湿色谱纸一定距离(一般接近培养皿边沿)时即可结束展开。装置见图 2-9。

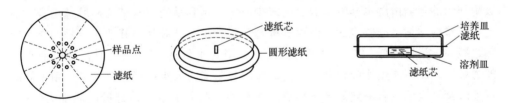

图 2-9 径向纸色谱示意图

4. 斑点定位

纸色谱法斑点的定位基本和薄层色谱法相似,但纸色谱法不能使用腐蚀性显色剂,也不能在高温下显色。

(1) 荧光检出法　对无色物质可在紫外光灯(254nm 或 365nm)下,观察纸上有无暗斑或荧光斑点,并记录其颜色、位置及强弱。有荧光的物质或显色后可激发产生荧光的物质可在紫外光灯(254nm 或 365nm)下观察荧光斑点。

(2) 化学检出法　利用化学试剂(显色剂)与被测物质反应,使斑点产生颜色而定位。显色方法可采用喷雾法、熏蒸法或浸渍法。显色时应确保均匀。

5. 观察实验结果

确定出化合物斑点的位置后，用尺子测量距离，计算比移值（R_f）。影响比移值的因素很多，如温度、滤纸和展开剂等。因此，R_f虽然是每个化合物的特性常数，但由于实验条件的改变而不易重复。所以在鉴定一个具体化合物时，经常采用已知标准试样在同样实验条件下作对比实验。

三、应用

纸色谱广泛用于天然产物的分离、制备、纯化和鉴定分析等方面，特别是用于氨基酸、多肽、蛋白质、单糖、多糖和脂肪酸等亲水性强的天然产物的分离与鉴定，改变固定相也可用于极性弱的天然产物等物质分离。

任务 3 硅胶柱吸附色谱技术

一、概述

1. 原理

硅胶是一种呈微酸性、亲水性的中等极性多孔性物质。常用 $mSiO_2 \cdot nH_2O$ 表示。

其骨架表面具有很多硅醇基，能与许多化合物形成氢键而产生吸附作用。硅胶吸附作用的强弱由游离硅醇基数目的多少决定。水容易通过氢键与硅醇基结合，随着含水量的增加，硅胶表面的游离硅醇基数目减少，硅胶吸附其他化合物的能力便随之减弱，活性降低，这一过程为去活化。当含水量达17%以上时，硅胶的吸附能力极弱，就不能用作吸附剂。故而硅胶的吸附能力大小可根据含水量，用不同的活度级别来表示。若一定温度下加热除去硅醇基吸附的水，使硅胶吸附能力增强，活性增高，这一过程为活化。值得注意的是，活化的温度不能无限升高，当温度升至500℃时，硅胶彻底失去吸附能力，再用水处理亦不能恢复其吸附活性，因此硅胶的活化不宜在较高温度下进行，常在100～110℃温度下加热30min。

2. 基本过程

当溶液中的混合成分碰到吸附剂时，由于吸附剂表面与混合物成分分子的吸附作用，成分分子就会停留在吸附剂表面，这种现象被称为吸附。当移动相连续通过吸附剂表面时，移动相就会与混合物成分竞争吸附吸附剂表面，混合物成分分子溶解于移动相，即解吸附。随着移动相的移动，混合物就不断进行着"吸附-解吸附"的可逆过程，利用各成分在两相中"吸附-解吸附"产生迁移速度不同而达到分离目的。

3. 色谱柱选择

现在多用下端带有聚四氟开关和垂熔筛板的色谱柱，要是需要加压则色谱柱上端要带有标准磨口。柱内径与柱长之比一般为 1∶20～1∶30，柱子过短分离效果差，柱子太长，分离效果虽好，但装填难度大，流速慢，分离周期长，上样量也受限；同时长时间吸附在硅胶上或被光照会使样品中某些成分发生变化。因此对于成分复杂的样品可先用短而粗的柱子粗分，然后将粗分后相对简单组分再用细长柱子分离。

4. 吸附剂用量

吸附剂的用量要根据被分离样品的组成及其是否容易被分开而确定。一般来说，吸附剂用量为样品量的 20～50 倍。若样品中所含成分性质很相似或极性小的化合物吸附力较弱则吸附剂用量可加大至 100 倍或更大。

二、操作技术

(一) 装柱方法

色谱柱中固定相要求填装均匀，不带气泡。若松紧不一致，被分离物质的移动速度不规则，影响分离效果。装柱时色谱柱应垂直固定在支架上，在柱子的下端塞少许脱脂棉，使其成一个平整的薄层，然后按下法加入固定相。

1. 干法装柱

在色谱柱上端放一个漏斗，取 100～200 目硅胶均匀、不间断慢慢加入柱内，必要时可用橡皮榔头轻轻敲打色谱柱，使其均匀，尤其在填装较粗的柱子时。装好后打开活塞，沿管壁缓慢倒入洗脱剂，但不得冲起硅胶。硅胶应湿润，不带有气泡，若有气泡应通过搅拌等方法除去。

2. 湿法装柱

湿法装柱是色谱常用的装柱法。首先将硅胶放置于烧杯中，加入一定量的洗脱剂，充分搅拌，排除气泡，然后一次性慢慢加入柱子内，边沉降边添加，直到加完为止。加入时，不宜过快，防止带入气泡，必要时可用橡皮榔头敲击柱子。硅胶加完后，使洗脱剂流出恰好与硅胶面相平，计算柱内所含洗脱剂体积，便于掌握收集组分的时间和体积。装柱的吸附剂不超过柱子的 3/4，保持洗脱剂高于吸附剂平面，防止柱子干燥。为了使柱子均匀，提高分离效果，除去硅胶中杂质，通常色谱柱装好后，先不上样，而是先用洗脱剂洗脱一段时间，待回收的洗脱剂不出现残渣时再上样。

(二) 加样

样品加入也分湿法加样和干法加样。

1. 湿法加样

先将样品溶解于洗脱剂中，放出色谱柱中多余的洗脱剂至硅胶面，再用胶头滴管将样品溶液缓慢加入，加入样品时不能使柱面受到影响，以免影响分离效果。

2. 干法加样

若样品不溶于洗脱剂，则将样品溶于易溶的溶剂。将样品溶解于易溶的溶剂中的体积不宜过大，一般不超过色谱柱保留体积的30%，否则会出现死吸附过多和大量样品进入硅胶内部，影响分离效果和降低样品回收率；样品硅胶体积不宜太小，太小会造成溶液过浓影响拌样质量进而影响分离效果。一般称取色谱柱中硅胶量的10%～15%，置于蒸发皿中，用胶头滴管缓慢加入样品溶液，边加边搅拌，待硅胶已完全被样品溶液湿润时自然挥干（为提高效率可提前拌样），若样品溶液未加完，重复上述步骤，直到加完为止。注意色谱柱硅胶面上在加样前要留一段洗脱剂，再加入附有样品的硅胶，不能使柱面受到影响，保持柱面平整、无气泡。

（三）洗脱和接收

样品加好后，打开活塞，将多余液体徐徐放出，当液面与柱面相平时，用少量溶剂洗涤盛样品容器，并全部加入色谱柱内，然后等液面与柱面相平时，缓慢加入洗脱剂，并使洗脱剂液面高出吸附剂柱面约15cm，再加入2～3cm厚的硅胶，最后在硅胶上方加一团脱脂棉，防止加入洗脱剂时破坏色谱柱面，影响分离效果。洗脱液收集多按等组分法收集，每份洗脱液的收集体积应根据所用硅胶的量和样品分离难易程度的具体情况而定，通常每份洗脱液收集不高于柱子的保留体积或硅胶的用量。如硅胶用量200g，则每份洗脱液收集的量最大为200mL。若洗脱剂的极性较大或被分离成分结构很相近，每份收集量适当小些。流速保持在1～2滴/s，2～15mL/min，一般先选用洗脱能力弱的溶剂，逐步增加洗脱能力。同时配合TLC或其他方法检查接收液。

三、适用范围

硅胶吸附色谱技术主要用于小分子脂溶性成分，如挥发油、生物碱、苷元及小分子苷、甾体、萜类、萜类内酯（成苷除外）等分离，若在氧化铝色谱上有次级反应的，也宜选用该方法。

任务4　离子交换色谱技术

一、概述

离子交换色谱技术是利用离子交换树脂上的功能基团在水溶液中解离出离子，

并与溶液中其他带同电荷离子进行可逆性交换的性质,以离子交换树脂为固定相,使混合成分中离子型与非离子型物质或具有不同解离度的离子化合物得到分离的一种色谱方法。

(一) 基本原理

离子交换树脂是一种不溶于酸、碱和有机溶剂的固态高分子材料,是一类带有官能团的网状结构高分子化合物,其结构由三部分组成:不溶性的三维空间网状骨架,连接在骨架上的官能团和官能团所带的相反电荷的可交换离子(如图 2-10)。当样品随流动相流过交换柱时,中性分子和具有与离子交换基团相反电荷的离子将不被交换,从柱子下端随流动相一起流出,而具有与离子交换基团相同电荷的离子则被交换吸附到柱子上。吸附交换完毕后,改用其他溶剂洗脱,即可达到分离混合物的目的。

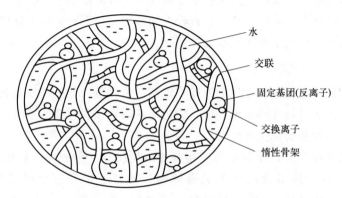

图 2-10 离子交换色谱原理示意图

(二) 离子交换树脂的类型

按所带交换基团的性质不同,离子交换树脂大致可分为阳离子交换树脂和阴离子交换树脂两大类。

1. 阳离子交换树脂

阳离子交换树脂是一类骨架上结合有磺酸或羧酸等酸性功能基,可与阳离子进行交换的聚合物。按功能基酸性强弱程度的不同,阳离子交换树脂可分为强酸性和弱酸性两大类。

(1) 强酸性树脂 具有 $-SO_3H$、$-PO_3H_2$、$-HPO_2Na$、$-AsO_3H_2$、$-SeO_3H$ 等功能基的树脂极易电离,其酸性相当于盐酸或硫酸,故属强酸性阳离子交换树脂。此类树脂可在酸性、中性和碱性条件下与水溶液中的阳离子进行交换。对于 H 型阳离子交换树脂,离子交换方程式为

$$R-SO_3H + NaCl \longrightarrow R-SO_3Na + HCl$$

对于盐基型阳离子交换树脂，离子交换方程式为：
$$2R-SO_3Na + MgCl_2 \longrightarrow (R-SO_3)_2Mg + 2NaCl$$

强酸性阳离子交换树脂失效后，可用 HCl、H_2SO_4 或 $NaCl$ 溶液进行再生，以便重复使用。

（2）弱酸性树脂　具有羧基—COOH 或酚羟基等功能基的树脂不易电离，其酸性相当于有机弱酸，故属弱酸性阳离子交换树脂。H 型弱酸性阳离子交换树脂在使用前常用 NaOH 或 $NaHCO_3$ 溶液中和，离子交换方程式为：
$$R-COOH + NaHCO_3 \longrightarrow R-COONa + H_2O + CO_2$$

由于弱酸性阳离子交换树脂对 Ca^{2+}、Mg^{2+} 等离子具有极高的选择性，因此用 NaCl 溶液再生时效果不佳。一般情况下，弱酸性阳离子交换树脂可用 HCl 等强酸进行再生，在强酸的作用下很容易地转变为 H 型树脂。弱酸性阳离子交换树脂只能在中性或碱性溶液中使用，其交换容量取决于外部溶液的 pH 值。弱酸性阳离子树脂对 Cu^{2+}、Co^{2+}、Ni^{2+} 等离子具有较大的亲和力，因而常用来处理含有微量重金属离子的污水，如用于电镀废水的处理等。

2. 阴离子交换树脂

阴离子交换树脂是一类骨架上带有季铵基、伯氨基、仲氨基、叔氨基等碱性功能基，可与阴离子进行交换的聚合物。按功能基碱性强弱程度的不同，阴离子交换树脂可分为强碱性和弱碱性两大类。

（1）强碱性树脂　以季铵基为交换基团的树脂具有强碱性，故属强碱性阴离子交换树脂。对于强碱性阴离子交换树脂，若氮上带有三个甲基的季铵结构 $[-N^+(CH_3)_3Cl]$，则称为 I 型树脂；若氮上带有两个甲基和一个羟乙基 $[-(CH_3)_2NCH_2CH_2OH]$，则称为 II 型树脂。

（2）弱碱性树脂　具有伯氨基（$-NH_2$）、仲氨基（$-NH$）和叔氨基（$-N$）等功能基的树脂碱性较弱，故属弱碱性阴离子交换树脂。此类树脂只能与 H_2SO_4 或 HCl 等强酸的阴离子进行充分交换，而与弱酸的阴离子如 SiO_3^{2-}、HCO_3^- 等则不能进行充分交换。离子交换方程式如下：
$$R-N + HCl \longrightarrow (R-NH) + Cl^-$$

对于弱碱性阴离子交换树脂，用微过量的碳酸钠、氢氧化钠或氨（或芳香胺）溶液处理，即可转变为 OH^- 型树脂，因此再生较为容易。

二、操作技术

（一）离子交换树脂和操作条件的选择

1. 树脂选择

选择合适的树脂是应用离子交换法的关键，主要依据是被分离物的性质和分离目的。树脂的选用,最重要的一条是根据分离要求和分离环境,保证分离目的物与主要杂质对树脂的吸附力有足够的差异。一般来说,对强碱性产物宜选用弱酸性树脂,对弱碱性产物宜选用强酸性树脂;弱酸性产物宜用强碱性树脂,强酸性产物宜用弱碱性树脂。选择树脂还应考虑其交联度大小,多数生物产物分子都较大,应选择交联度较低的树脂。但交联度过小会影响树脂的选择性,且易粉碎,造成使用过程中树脂流失,故选择交联度的原则是:在不影响交换容量的条件下,尽量提高交联度。

2. 操作条件选择

最重要的操作条件是交换时溶液的 pH 值,合适的 pH 值须满足三个条件:①pH 值应在产物的稳定范围内;②使产物能离子化;③使树脂能解离。树脂的型式也应注意,对酸性树脂可以用氢型或钠型,对碱性树脂可以用羟型或氯型。一般来说,对弱酸性和弱碱性树脂,为使树脂能离子化,应采用钠型或氯型,而对强酸性和强碱性树脂,可以采用任何形式。但如产物在酸性、碱性下易破坏,则不宜采用氢型或羟型树脂。溶液中产物浓度的影响一般来说为低价离子浓度增加有利于被交换,高价离子在稀释时容易被吸附。

3. 洗脱条件总的选择原则

根据化学平衡,尽量使溶液中被洗脱离子的浓度降低。显然洗脱条件一般应和吸附条件相反,如吸附在酸性下进行,解吸应在碱性下进行;如吸附在碱性下进行,解吸应在酸性下进行。为使在解吸过程中,pH 不至于变化过大,有时宜选用缓冲液作为洗脱剂,如产物在碱性下易破坏,可以采用氨水等较缓和的碱性洗脱剂。如单靠 pH 值变化无法洗脱时,可以选用有机溶媒。选择有机溶媒的原则是其能和水混合,且对产物溶解度较大。

(二) 离子交换树脂色谱的操作

1. 树脂的预处理和装柱

所有离子交换树脂在使用前,均需经过预处理,一方面将所含的可溶性小分子有机物和铁、钙等杂质除去,另一方面离子交换树脂多以比较稳定但不适合作离子交换色谱的钠型或氯型存在。装柱前先将树脂用蒸馏水充分溶胀,赶尽气泡,清洗至上层液透明,然后将溶胀后的树脂加少量水搅拌,连续倒入色谱柱中(柱长约为直径的 10~20 倍,在柱子底部放置厚度 1~2cm 脱脂棉花,并压平),打开活塞,缓缓放出水液,使树脂均匀下沉。注意液面保持在树脂层上方。

根据分离试样中离子的性质,按酸→水→碱→水→酸→水的步骤用适当试剂处理阳离子交换树脂。强酸性阳离子树脂酸选择 7%~10%盐酸,用量为树脂体积的 20 倍,树脂转为 H 型后,用水洗至中性,然后 4%氢氧化钠(或氯化钠)溶液交换,转为钠型后,用水洗至不含钠离子(蒸干水后的残渣灼烧无黄色火焰),重复操作（目的：一是除去树脂杂质，二是活化树脂，交换容易），最后以树脂体积 10 倍量的 4％盐酸溶液将其转为 H 型，蒸馏水洗至中性；弱酸性阳离子树脂处理与强酸性阳离子树脂流程相似，不同的是预处理酸选用 4％盐酸溶液，用量为 10 倍的树脂体积，4％氢氧化钠将树脂转为钠型后，采用 10 倍树脂体积的蒸馏水洗涤到弱碱性即可（不易洗至中性）。按碱→水→酸→水→碱→水的步骤用适当试剂处理阴离子交换树脂。强碱性阴离子树脂开始碱液为 4％氢氧化钠，用量为树脂体积的 20 倍，转为 OH 型，10 倍量蒸馏水洗涤，再用 10 倍量的 4％盐酸溶液将其转为氯型，蒸馏水洗至中性，重复操作，最后 10 倍量 4％氢氧化钠溶液转为 OH 型，多临用前转型（OH 型树脂放置易吸收空气中 CO_2）；弱碱性阴离子树脂处理与强碱性阴离子树脂相似，只是转变为氯型时，用 10 倍量蒸馏水洗涤即可。

2. 上样

将试样溶于适当溶液中配成浓度较稀的试样液（对离子交换剂的选择性大，利于分离），将试样液加入柱内，打开活塞，当试样溶液流经离子交换树脂时，溶液中的离子与树脂上的解离性基团进行交换，被吸附于树脂上，至试样溶液流出后，用蒸馏水冲洗树脂柱，将残液洗净。试样的用量由所选择树脂的交换容量来决定，若使用阳离子交换树脂，样品量可加至全交换容量的 1/2，若使用阴离子交换树脂，样品量可加至全交换容量的 1/3～1/4。

3. 洗脱

常用的洗脱剂有酸、碱、盐的水溶液或各种不同离子浓度的缓冲液等。对于不同类型的树脂，宜适当控制所选洗脱剂的 pH 值，并选择一种能解离出比被吸着的成分更活泼的离子或基团的洗脱剂，将吸着成分通过洗脱剂的洗脱而被替换下来。洗脱速度通常为 1～2mL/min。如总生物碱精制，可用氢氧化钠、氨水等先进行碱化交换，使生物碱呈游离型，然后用有机溶剂进行回流洗脱或直接洗脱。酸性物质洗脱方式与碱性物质相似。

4. 再生

由于离子交换树脂上的交换是可逆的，故对使用过的树脂可用与预处理相同的方法使其再生而恢复原状，重复用于交换同一样品。将盐型转化为游离型即可，不用时加水存放于广口瓶中。再生后的树脂能反复使用。

三、适用范围

主要用于能形成电荷离子的化合物分离，如提取物中的酸性、碱性、两性化合物的分离，也可用于形成相同电荷离子，但酸碱强弱不同的化合物分离，如同为生物碱，但碱性强弱不同，仍可用离子交换树脂分离。

任务 5 聚酰胺色谱技术

一、概述

聚酰胺是一类由酰胺聚合而成的高分子化合物，商品名又称为尼龙，目前在天然药物有效成分的分离中有十分广泛的用途。常用的聚酰胺有聚己内酰胺（锦纶-6或尼龙-6）和聚己二酰己二胺（尼龙-66）。

1. 基本原理

聚酰胺分子内的酰氨基能与酚类的羟基、酸类的羧基及醌类的酮基形成氢键而产生吸附。作用原理如图 2-11 所示。

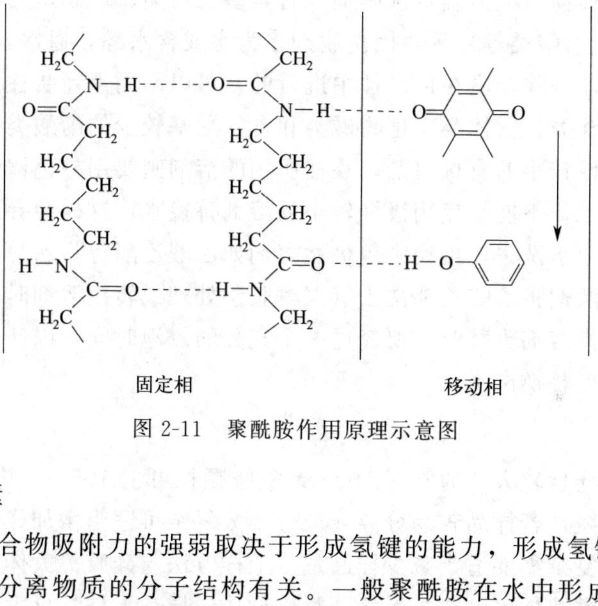

图 2-11 聚酰胺作用原理示意图

2. 影响因素

聚酰胺对化合物吸附力的强弱取决于形成氢键的能力，形成氢键的能力与洗脱溶剂的种类及被分离物质的分子结构有关。一般聚酰胺在水中形成氢键的能力最强，在有机溶剂中较弱，在碱性溶剂中最弱。因此若应用各种溶剂在聚酰胺柱色谱中作为洗脱剂，则洗脱能力刚好相反，顺序如下：水＜甲醇或乙醇＜丙酮＜稀氢氧化钠溶液或稀氨溶液＜甲酰胺或二甲基甲酰胺＜尿素水溶液。其次，化合物的分子结构是关键因素，在含水溶剂中，吸附力与化合物分子结构形成氢键基团数目、位置、是否为分子内氢键有关，也与成键基团芳香化程度，形成共轭双键多少等有关。

二、操作技术

1. 预处理

从市场购买或自制的聚酰胺，一般含有两种杂质：一种是锦纶的聚合原料单体

己内酰胺及其小分子聚合物,另一种是锦纶带来的蜡质(锦纶丝制成后表面涂的蜡),必须在使用前除去。方法如下:

将聚酰胺颗粒加入90%~95%乙醇溶液浸泡1~2d,不断搅拌,去气泡后湿法装入色谱柱中,用3~4倍量的90%~95%乙醇溶液洗涤,洗至洗液澄清并蒸干后无残渣或极少残渣为止。再用2~3倍量的5%NaOH溶液、蒸馏水、2~3倍量的10%乙酸溶液洗涤,最后蒸馏水洗至中性即可使用。色谱分离后再生重复5%NaOH溶液、1倍量蒸馏水、10%乙酸溶液、蒸馏水操作。对于不可逆吸附鞣质等多元酚的,色谱柱每天用5%NaOH溶液浸泡,放出一次,添加新的5%NaOH溶液浸泡,连续一周,鞣质基本被除去,蒸馏水洗至pH值为8~9,再用2倍量的10%乙酸溶液洗涤,蒸馏水洗到中性即可。

2. 装柱

根据所要分离物质类型确定洗脱剂,若是多元酚类、多硝基类和羧酸类化合物(黄酮类、醌类及酚酸类等)等,因洗脱剂多为水或含水醇,通常以水为溶剂装柱。对于聚酰胺预处理去除杂质在色谱柱中进行的,可以不用重新装柱,直接使用。若是分离萜类、皂苷类、甾体类、生物碱类和含酚羟基较少的酚酸类化合物,通常所用的洗脱剂是极性较小的有机溶剂,装柱所用的溶剂则要用柱色谱的起始溶剂。因预处理的溶剂是水,不能直接用极性较小的溶剂替换水,这样会导致分离失败,应该先用乙醇将柱中水洗去,再换中等极性溶剂如乙酸乙酯等将乙醇洗去,最后再用装柱所用的有机溶剂将乙酸乙酯洗去(聚酰胺预处理或转换溶剂时内部充满水或其他溶剂,故在各类溶剂更替时,要经过一个充分的浸泡时间,以便让聚酰胺颗粒内部的溶剂被充分地替换出来)。

3. 加样

聚酰胺的加样量较大,通常每100g聚酰胺颗粒可上1.5~2.5g样品。可根据具体情况适当增减,若样品较易分离或成分不太复杂可适当增加样品量,若样品较难分离或成分较复杂需要适当减少样品量。上样方法与硅胶等大体相同,可参考相关内容。利用聚酰胺柱色谱除去天然药物中鞣质,样品上柱量可大大增加,一般观察鞣质在色谱柱上橙红色色带移动情况确定是否还继续加入样品,当橙红色色带移至近柱底端时,停止加样。拌样常用水溶解,如果样品在水中不溶,可用乙醇、甲醇、丙酮、乙醚等易挥发性溶剂溶解,拌入聚酰胺颗粒干粉中,待均匀后自然挥干,不能残存有机溶剂。然后用洗脱剂浸泡装柱,完成加样。

4. 洗脱

聚酰胺柱色谱的洗脱剂分为半化学吸附即氢键吸附色谱洗脱剂和物理吸附色谱洗脱剂。当主要是氢键吸附色谱时,常用的洗脱剂是水和不同浓度的乙醇,先用水洗脱,然后依次用不同浓度乙醇洗脱,乙醇浓度由低到高如10%、30%、60%、95%等,若仍有物质没有洗脱下来,可采用3.5%的氨水洗脱。当主要是物理吸附色谱时,其色谱类型看做正相分配色谱,此时聚酰胺中酰氨基和酰氨基通过氢键吸附的水分子为极性固定相,洗脱剂与硅胶、氧化铝色谱大体相同。一般根据洗脱液的颜色或蒸干后的残留量确定是否更换溶剂,当洗脱液颜色很淡或蒸干后残渣很少时需更换下一种溶剂。以适当体积分瓶收集,一般一个柱保留体积一份,若样品较易分离或成分不太复杂时可适当增加每份体积;反之减少每份体积。收集液减压浓缩,分别采用薄层检查,相同者合并再根据结果决定是否用其他色谱方法分离。

三、适用范围

广泛用于黄酮类、醌类、酚酸类、木质素类、生物碱类、萜类、甾体类及糖类、氨基酸类等各种极性、非极性化合物分离。尤其对黄酮类、醌类、酚酸类等多元酚化合物及含羧基和羰基的化合物的分离具有独特优势。

任务 6　凝胶过滤色谱技术

一、概述

凝胶过滤色谱法(gel filtration chromatography,GFC)又称为凝胶渗透柱色谱法、分子筛滤过柱色谱法及排阻柱色谱法,是 20 世纪 60 年代发展起来的一种分离分析技术,是以凝胶为固定相,选择合适的溶剂进行洗脱,使混合物中分子量大小不同的化合物得到分离的方法。

1. 基本原理

凝胶是一种球形颗粒,具网状结构,不溶于水,但可在水中膨胀的高分子化合物。当凝胶用水膨胀装柱后,加入样品,用同一溶剂洗脱时,由于各种化合物的分子量不同,受凝胶网孔半径限制也不同,大分子不能渗入凝胶颗粒内部,随溶剂在颗粒间移动先被洗脱;小分子因可自由渗入并扩散到凝胶颗粒内部中,受到的阻力增大,流速减慢,后被洗脱。这样混合物就按分子量由大到小先后流出而得到分离,如图 2-12 所示。

2. 凝胶的类型和特性

选择合适的凝胶是凝胶色谱法分离的关键,常用凝胶是葡聚糖凝胶(sephadex G)和羟丙基葡聚糖凝胶(sephadex LH-20)。

(1) 葡聚糖凝胶　又称为交联葡聚糖,是由葡聚糖和甘油通过醚桥相交联而成的多孔性网状结构物质,其部分结构如图 2-13 所示。其具有亲水性,但不溶于水、稀酸、碱和盐溶液,能在水中溶胀成胶粒,在 pH 值为 3~10 的溶液中稳定,适用于分离水溶性成分如蛋白质、肽、氨基酸、糖及苷类等,应用最为广泛。葡聚糖凝

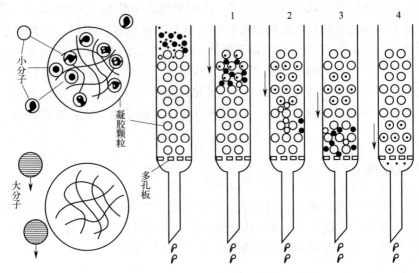

图 2-12　凝胶色谱柱分离原理示意图

胶颗粒的网孔大小取决于制备时所添加交联剂的比例。若交联剂量多，则交联度大，网孔紧密，孔径小，吸水少；反之交联剂量少则交联度小，网孔稀疏，孔径大，吸水多。商品型号按交联度大小分类，并以每克干凝胶吸水量 10 倍的数值来表示，如凝胶 G-25 型表示吸水量为 2.5mL/g 的葡聚糖凝胶。不同规格的葡聚糖凝胶适用于分离不同分子量的化合物。

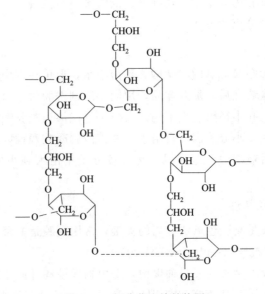

图 2-13　部分葡聚糖结构图

(2) 羟丙基葡聚糖凝胶　羟丙基葡聚糖凝胶分子中引入了亲脂性基团，除了能在水中溶胀外，也能在许多有机溶剂如甲醇、甲酰胺、丙酮、三氯甲烷等溶剂中溶胀（在乙酸乙酯、甲苯中溶胀不多），并在 pH＞2 的无氧化剂溶液中呈稳定状态。这样，羟丙基葡聚糖凝胶增大了应用范围，不仅可用于分离水溶性化合物，还可用于分离一些难溶于水或具有一定程度亲脂性的化合物，如黄酮、蒽醌、香豆素等。

二、凝胶色谱柱操作技术

1. 装柱

装柱前先将选定的凝胶加入相当于其吸水量 10 倍的洗脱剂中，缓缓搅拌，充分溶胀，需要时可加热。采用湿法装柱，将色谱柱竖直固定，上端放一个漏斗。先在色谱柱中加满水或洗脱剂，搅拌下通过漏斗加入凝胶悬浮液，色谱柱出口维持常规流速，待凝胶颗粒沉积到柱子底部时关紧色谱柱，在其自然沉积 1～2cm 时打开出口开关，再加入剩余的凝胶直到需要高度为止，用大量水或洗脱液洗涤过夜。

注意：色谱柱装填的是否均匀对分离效果影响很大，因而在使用前需检查装柱质量。简单方法可直接观察色谱柱有没有气泡或纹路，可在柱子背景放一根与柱子平行的日光灯管便于观察；精细检查需要标准有色物质来检查，如蓝色葡聚糖、细胞色素 C 等。具体检查方法参考相关专著。

2. 上样

装好的色谱柱至少要用相当于 3 倍柱床体积的洗脱液平衡，待平衡液流至柱表面下 1～2mm 时，关闭出口，用胶头滴管吸取样品溶液，在床表面上约 1cm 高度，沿色谱柱柱壁缓缓加入样品溶液，加完后打开出口，让样品完全渗入色谱床，关闭出口，用少量洗脱液将柱壁残留的样品洗下，再打开出口，至溶液渗入柱内，最后关闭出口。柱床上面覆盖一层脱脂棉，保护床面。凝胶色谱具体加样量与凝胶吸水量有关，吸水量越大，可加入样品的量就越大，作为制备性分离时，样品体积最多可用到总柱床体积的 0.25 倍。样品上柱前要过滤或离心。

3. 洗脱

水溶性物质的洗脱常选用水、酸、碱、盐和缓冲溶液等作为洗脱剂，一般酸性洗脱剂洗脱碱性物质，反之碱性洗脱剂洗脱酸性物质，多糖类以水溶液洗脱为佳。对于固定相为羟丙基葡聚糖凝胶的色谱，洗脱剂可选用各种有机溶剂，对于阻滞较强的成分，也可使用水与有机溶剂混合溶剂。适当控制洗脱的速度，若固定相颗粒细或交联度大，则流速可稍快。洗脱液分部收集，每一流分经检测后，合并相同组分。

4. 再生和保存

凝胶色谱不会与被分离物质发生任何作用，因此通常使用过的凝胶不须经过处理,只要在色谱柱用完之后,用洗脱液稍加平衡即可进行下一次色谱。表面出现"污染物"沉积,或颜色改变,用刮刀刮去,添加新溶胀凝胶再进行平衡。当凝胶经多次使用后,通常在50℃左右,用含2%氢氧化钠和4%氯化钠的混合液浸泡,再用水洗净,使其再生。凝胶的保存以湿态较好,在其中加入适当抑菌剂可以一年不干燥。若需干燥,依次使用70%、90%、95%乙醇脱水,然后在60~80℃条件下干燥或乙醚洗涤干燥。

三、适用范围

该技术常用于蛋白质与多肽、生物大分子聚合物测定以及药物中高分子杂质的测定。

项目三

提取分离新技术

任务 1 超临界流体萃取技术

一、概述

超临界流体萃取（supercritical fluid extraction，SFE）是一种利用某物质在超临界区域形成的流体，对天然药物中有效成分进行萃取分离的新型技术，集提取和分离于一体。

1. 基本原理

超临界流体（supercritical fluid，SCF）是指当某物质处于其临界温度（T_c）和临界压力（p_c）以上时，形成一种既非液体又非气体的特殊相态。此状态下，流体兼有气液两相的双重特点，既具有与气体相近的黏度，又具有与液体相近的密度，扩散力和渗透能力均大大强于液体，且介电常数随压力增大而增加，因此对许多物质有很强的溶解能力，可作为溶剂进行萃取。

利用超临界流体随超临界条件中温度和压力的变化而选择性溶解物质的能力，调节温度和压力，使超临界流体在程序升压过程中分步提取不同极性的化学成分，然后再通过升温、减压或吸附的方法将超临界流体恢复普通气体状态，使被萃取的成分分离析出，获得分离。

2. 超临界流体物质的选择

常用作超临界流体的物质有二氧化碳、氧化亚氮、乙烷、乙烯和甲苯等，由于二氧化碳具有无毒、不易燃易爆、安全、价廉、有较低的临界压力（$P_c=7.37MPa$）和临界温度（$T_c=31.4℃$）、对大部分物质不反应、可循环使用等优点，故最常用于天然产物的提取。

二、操作技术

超临界流体萃取工艺程序（图 2-14）：将药材原料投入萃取器 6 中，对萃取器

6和分离器7分别进行加热，当达到所选定的温度时，开启CO_2气瓶阀门及阀门12进气，启动高压泵4对系统加压，当达到预定压力时，调节减压阀9，使分离器7内压力达到设定值，打开放空阀10调节流量。通过各阀门的调节，使萃取过程中通过的流量及萃取器内压力、分离器内压力都稳定在设定的操作条件后，关闭阀门10，打开阀门11，开始进行循环萃取，萃取过程在达到一定时间后，从放油器8放出萃取物。

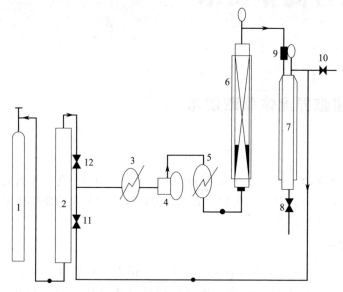

图2-14　超临界流体萃取工艺流程

1—CO_2气瓶；2—纯化器；3—冷凝器；4—高压泵；5—加热器；6—萃取器；
7—分离器；8—放油器；9—减压阀；10、11、12—阀门

三、适用范围

此法适用于提取分离挥发性成分、脂溶性成分、高热敏性成分及易氧化分解成分。

四、特点

易于操作，可调节范围广，选择性和溶解性能好，通过调节压力、温度，可改变流体的极性和密度，使萃取的有效成分富集，无溶剂残留，产品纯度高，萃取速度快，从萃取到分离一步完成，与GC、IR、MS等联用可快速有效地对天然物质进行提取、分离、测定，实现提取与质量分析一体化。

利用超临界二氧化碳萃取技术从天然动植物及中药中分离生物活性成分，具有广阔的市场前景及强大的生命力。此项技术在天然植物挥发油的提取应用上均获得

了良好的效果，也开始应用于生物碱类、香豆素类、黄酮类、醌类等化合物，目前被广泛应用于医药、食品、香料工业等领域。

任务 2　酶法提取和仿生提取技术

一、酶法提取

1. 概念

酶法提取指的是选用恰当的酶通过酶反应较温和地将植物组织分解，使植物细胞壁破坏，从而扩大细胞内有效成分向提取介质扩散的传质面积，减少传质阻力，增加有效成分的溶出率的一种提取方法。

2. 原理

酶法提取是一项新技术。近年来，纤维素酶在各个领域的应用极为广泛，在中草药提取方面的工业化应用也已进入初步开发阶段，大部分中药的细胞壁是由纤维素构成的，植物的有效成分往往包裹在细胞壁内。纤维素是 β-D-葡萄糖以 β-1,4-糖苷链连接的，用纤维素酶可破坏 β-1,4-糖苷键，进而有利于有效成分的提取。传统的提取方法如煎煮有机溶剂浸出醇处理方法等，提取时温度高、提取率低、浪费乙醇、成本高、不安全，而选用适当的酶，通过酶反应温和地将植物组织分解，可以加速有效成分的释放提取。选用相应的酶可将影响液体制剂澄清度的杂质如淀粉、蛋白质、果胶等分解去除，也可促进某些极性低的脂溶成分转化成糖苷类易溶于水的成分而有利于提取。

3. 提取特点

酶技术用于药材提取，反应温和，无须加热，提取时间短，提取效率高，收率高，节约能耗，应用前景广阔。

4. 注意事项

（1）酶具有专一性的特点，故不同的药材应选用不同的酶，根据药材性质、提取的成分和要除去的杂质进行选择；鉴于酶专一性和选择性的特点，故使用时应考虑采用复合酶；单一药材含有的成分相对较少，复合酶的选择相对简单。但复方中药成分多而复杂，选择较为困难。

（2）进行酶的专一活性研究要适应提取过程中的不同要求，要考虑应用的一组酶之间的协同关系和使用酶的浓度、底物、抑制剂、激动剂等。

（3）药材在使用前要进行预处理如粉碎、球磨等，设备和工艺的选择要匹配。为使酶发挥最大作用，需先通过实验确定，掌握最适合的温度、pH 值及作用时间等。

二、半仿生提取法

1. 概述

半仿生提取法（semi-bionic extraction，SBE）是一种将整体药物研究法与分子药物研究法相结合，从生物药剂学的角度，模拟口服给药及药物经胃肠道转运的原理，为经消化道给药的中药制剂设计的一种新的提取工艺。方法是将药材粉末分别用近似胃的酸值和肠道碱值的溶液提取，提取工艺参数的选择，可用一种或几种有效成分结合主要药理作用指标来优选。

2. 原理

由于传统给药都是口服给药，要经历胃（酸性环境）、小肠（碱性环境），只有经历这些环境后仍能溶出的才可能是起药效的有效成分。而在这些环境中不能有效溶出的可能为无效成分。半仿生提取法模拟口服给药及药物经胃肠转运的基本过程来进行提取，这样提取出的化学成分一定包含有效成分，而未提取出的可能是无效成分。

3. 特点

（1）SBE 法提取过程符合中医配伍和临床用药的综合作用特点和口服药物在胃肠道转运吸收的特点。

（2）在具体工艺选择上，SBE 法既考虑活性混合成分又以单体成分作指标，这样不仅能充分发挥混合物的综合作用，还能利用单体成分控制中药制剂的质量。

（3）SBE 法提取率高，有效成分损失少，成本低，生产周期短。

（4）SBE 法对单味中药或复方制剂的研究，不改变中药、方剂原有的功能和主治，显示出较大的优势和广泛的应用前景。

（5）工业化大生产中，采用低沸点、低黏度的溶剂来提取，在过滤、浓缩等工艺环节更便利、能耗更低，而 SBE 法提取溶剂以水为基础，对低极性药、非水提取技术以及溶剂的回收等环节均不适用。

（6）目前 SBE 法仍采取高温煎煮法，长时间高温会影响许多有效成分活性成分，降低药效。

中药及其复方的作用是多成分、多途径、多环节、多靶点，且中药及其复方中大部分成分未知。而半仿生提取法利用"灰度思维"，从生物药剂学的角度模拟口服给药及药物经胃肠道转运的过程，坚持了近代科学分析的原则，又包含整体与发展的思维，适用于中药及其复方制剂的研究和生产领域。

4. 操作技术

先将药粉以一定 pH 值的酸水煎煮 2～3 次，再用一定 pH 值的碱水煎煮 2～3 次，提取液分别滤过、浓缩、制剂。

对提取液的最佳 pH 值和其他工艺参数的选择，用一种或几种有效成分结合主要药理作用为指标，用正交试验法、比例分割法进行优选。

三、仿生提取法

1. 概述

仿生提取法（bionic extraction，BE）主要是模拟口服药经肠胃道环境运转原理而设计提取。将原料药经模拟人体胃肠道环境，克服了半仿生提取法的高温煎煮易破坏有效成分的缺点，又增加了酶解的优势，尽可能地保留原药中的有效成分（包括在体内有效的代谢物、水解物、螯合物或新的化合物）。多数药物是弱有机酸或弱有机碱，在体液中有分子型和离子型。根据人体消化道的生理特点，消化道与血管间的生物膜是类脂质膜，允许脂溶性物质通过，分子型药物更容易吸收。

2. 原理

仿生提取法源于仿生学原理，综合运用医学仿生（人工胃、人工肠）与化学仿生（酶的应用）的原理，同时又将整体药物研究（仿生提取法所得提取物更接近药物在体内达到平衡后的有效成分群）与分子药物研究法（以单一单体为指标）相结合，是将生物技术手段应用到中药研究中的一种尝试，集中体现了中医药基本理论的整体观、系统观。

3. 操作技术

该法以人工胃、人工肠为基础，依据正交试验法或均匀设计法、比例分割法，优选最佳条件（例如：pH值、温度、时间、酶/底物浓度等），并加以搅拌设备（模拟胃肠道蠕动）。

4. 特点

（1）仿生提取法主要是针对口服给药的提取。将原料药经模拟人体胃肠道环境，克服了半仿生提取法的高温煎煮易破坏有效成分的缺点，又增加了酶解的优势。

（2）仿生提取法打破了以往只提取单一有效成分的提取模式，符合中医药理念的整体观。

（3）药物在经过模拟胃、肠液以后，经过酸（碱）性条件下的酶解，药物既水解成易于吸收的相对小分子群，而又保留了有效成分群，克服了以单体成分为依据的"唯成分论"，而是体现了中医临床用药综合作用的特点。

（4）进一步精制分离可以结合药效指标追踪得到药效更为集中的小群体。

仿生提取法是中药口服药制备中的一项重大革新，不仅可解决中药目前存在的粗、大、黑，因杂质多而易吸潮、易霉变等问题；同时，由于反应温和，不仅节约了能量，还减少了有机溶媒对环境的污染以及对生产环境的特殊要求，易于应用于工业生产，具有较高的学术价值和推广应用价值。

任务 3　固相萃取和固相微萃取技术

一、固相萃取

1. 概述

固相萃取（solid-phase extraction，SPE）是从 20 世纪 80 年代中期开始发展起来的一项样品前处理技术，由液固萃取法和液相色谱技术结合发展而来，主要用于样品的分离、纯化和浓缩，降低样品基质干扰，提高检测灵敏度。与传统的液液萃取法相比较可以提高分析物的回收率，更有效地将分析物与干扰组分分离，减少样品预处理过程，操作简单，省时、省力。固相萃取是一个包括液相和固相的物理萃取过程。在固相萃取过程中，固相对分析物的吸附力大于样品母液，当样品通过固相萃取柱时，分析物被吸附在固体表面，其他组分则随样品母液通过柱子，最后用适当的溶剂将分析物洗脱下来。

2. 原理

SPE 技术基于液-固相色谱理论，是利用选择性吸附与选择性洗脱的液相色谱法分离原理，对样品进行富集、分离、净化。其包括液相和固相的物理萃取过程。较常用的方法是使液体样品溶液通过吸附剂，保留其中被测物质，再选用适当强度溶剂冲去杂质，然后用少量溶剂迅速洗脱被测物质，从而达到快速分离净化与浓缩的目的。固相萃取剂一般是含 C_{18} 或 C_8、腈基、氨基等基团的特殊填料。也可选择性吸附干扰杂质，而让被测物质流出；或同时吸附杂质和被测物质，再使用合适的溶剂选择性洗脱被测物质。

3. 操作技术

（1）柱的预处理　为了获得高的回收率和良好的重现性，固相萃取柱在使用之前必须用适当的溶剂进行预处理，预处理可除去填料中可能存在的杂质，还可使填料溶剂化，提高固相萃取的重现性。

（2）样品的添加　预处理后，添加试样溶液使其以一定的流速通过柱子。在该步骤分析物被保留在吸附剂上。

（3）柱的洗涤　在样品通过萃取柱时，不仅分析物被吸附在柱子上，一些杂质也同时被吸附，应选择适当的溶剂，将干扰组分洗脱下来，同时保持分析物仍留在柱上。

（4）分析物的洗脱　用洗脱剂将分析物洗脱在收集管中，为了提高分析物的浓度或为以后分析调整溶剂杂质，可以把收集到的分析物用氮气吹干，再溶于小体积的适当溶剂中。

4. 影响固相萃取的主要因素

固相萃取是一个目标物在固定相上吸附、解吸附/洗脱的过程，因此影响吸附、解吸附/洗脱的因素都会直接影响萃取的效率，如填料类型、洗脱溶剂的强度、pH值、流速等。

5. 特点

相对于传统的液液萃取法和蛋白沉淀法，固相萃取具有无可比拟的优势，但同时也具有一些缺点，具体如下。

优点：

（1）可同时完成样品富集与净化，大大提高检测灵敏度；

（2）比液液萃取更快，更节省溶剂，可自动化批量处理；

（3）重现性好。

缺点：

（1）使用进口固相萃取小柱成本较高；

（2）需要专业人员协助进行方法开发。

二、固相微萃取

1. 原理和分类

固相微萃取（solid phase micro-extraction，SPME）技术是基于采用涂有固定相的熔融石英纤维来吸附、富集样品中的待测物质的一种萃取技术，是20世纪90年代兴起并迅速发展的环境友好的样品前处理技术，无需有机溶剂，操作也很简便。该技术以熔融石英光导纤维或其他材料为基体支持物，采取"相似相溶"的特点，在其表面涂渍不同性质的高分子固定相薄层，通过直接或顶空方式，对待测物进行提取、富集、进样和解析。然后将富集了待测物的纤维直接转移到仪器（GC或HPLC）中，通过一定的方式解吸附（一般是热解吸或溶剂解吸），最后进行分离分析。因操作方式不同，固相微萃取有三种基本的萃取模式：直接萃取、顶空萃取和膜保护萃取。

2. 操作技术

以GC（气相色谱）联用为例，固相微萃取分为萃取过程和解吸过程两步，萃取过程就是具有吸附涂层的萃取纤维暴露在样品中进行萃取，而解吸过程是将已完成萃取过程的萃取器针头插入气相色谱进样装置的气化室内，使萃取纤维暴露在高温载气中，并使萃取物不断地被解吸下来，进入后续的气相色谱分析。

其装置类似于一支气相色谱的微量进样器，萃取头是在一根石英纤维上涂上固相微萃取涂层，外套细不锈钢管以保护石英纤维不被折断，纤维头可在钢管内伸缩。将纤维头浸入样品溶液中或顶空气体中一段时间，同时搅拌溶液以加速两相间达到平衡，待平衡后将纤维头取出插入气相色谱汽化室，热解吸涂层上吸附的物质。被萃取物在汽化室内解吸后，靠流动相将其导入色谱柱，完成提取、分离、浓缩的全过程。

3. 特点

(1) 集取样、萃取、浓缩和进样于一体，操作方便，耗时短，测定快速高效。

(2) 无需任何有机溶剂，是真正意义上的固相萃取，避免了对环境的二次污染。

(3) 仪器简单，无需附属设备，适于现场分析，也易于操作，且灵敏度高，可以实现超痕量分析，方法的最低检测限可达纳克甚至皮克水平。

4. 应用

固相微萃取技术几乎可以用于气体、液体、生物、固体等样品中各类挥发性或半挥发性物质的分析。发展至今，已在环境、生物、工业、食品、药学、临床医学等领域的各个方面得到广泛的应用。

任务 4　闪式提取技术

闪式提取技术是一种应用于植物软、硬组织的新型破碎提取技术，属于细胞破碎提取法的一种。1993 年由日本专家首度提出后，我国已自主研制出能用于硬组织破碎提取的机器并用于实践，填补了国内在此方面的空白。

一、基本原理

闪式提取技术是依靠高速机械剪切力和超动分子渗滤技术，在数秒内把植物的根、茎、叶、花、果实等物料破碎至细微颗粒，并使有效成分迅速达到组织内外平衡，通过过滤达到提取之目的的一种新型提取技术。

具体过程是闪式提取器在内刃高速转动并与外刃发生切割作用时，会在内刃中心形成强力涡流，并带动已粉碎的物料内外翻动，从而产生剧烈搅拌作用，使整个体系处于快速的浓度变化中，物料中被提取的物质分子随着破碎颗粒的变小而暴露于溶剂环境中并迅速转移至溶剂中，提取溶剂与物料颗粒间化学成分的分布随破碎的进行在平衡与不平衡之间快速交替进行，最终达到彻底粉碎、完全平衡的提取。

在提取过程中，整个体系处于一个高速动态体系中，内外刃之间不仅发生了对物料的剪切作用，同时借助内刃旋转、外刃固定而产生一种涡流负压。在这种负压的作用下，在外刃窗口的内外发生分子渗透现象，已被剪碎而充分暴露的物质分子（被提取成分）在负压作用下，被溶剂分子包围、解离、替代，最后脱离药材进入溶剂中，从而达到提取的目的。设备见图 2-15、图 2-16。

二、操作技术

(1) 设备的连接

第一步：用 4 个 M10 螺钉从底座底部连接升降系统底部螺钉孔。

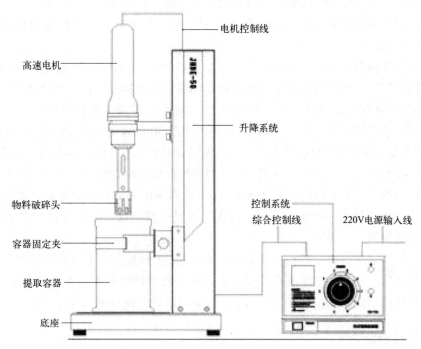

图 2-15 闪式提取器

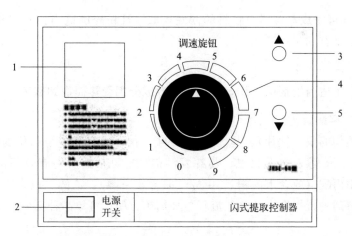

图 2-16 闪式提取器控制器

1—电压表；2—电源开关；3—上升按钮；4—调速旋钮；5—下降按钮

第二步：用 2 个 M10 螺钉使高速电机连接升降系统。

第三步：将破碎刀头插入连接套内旋转对准动力连接头后再旋转对准卡槽，与高速电机连接。

第四步：安装破碎刀头固定丝套，从破碎刀头套入，与连接套利用丝扣连接。

第五步：用 4 个 M3 的螺钉使容器固定架连接升降系统。

（2）确认电源开关 2 为关闭，调速旋钮 4 复位为 0 后方可连接综合控制线和 220V 电源输入线。

（3）工作前确认"2"为关闭，"4"复位为"0"后方可打开电机上面的开关（向下推动锁定），然后放置提取物料容器，固定好提取容器，打开"2"电源开关，按下"5"下降按钮下降到工作位置（破碎刀头必须完全进入溶剂物料内）。

（4）在破碎硬度高、韧性强的物料时，高速启动电机，快速将调速旋转到"4~5"上或更高才能使电机启动工作，速度高低以溶剂物料不飞溅出容器为宜，注意看"1"电压表不能超过 220V，破碎阻力减小时再根据情况调节挡位快慢。

（5）一次提取最长时间一般不超过 2min，高速电机能承受的提取时间的长短与每次提取物料的多少和硬度或韧性有关，如果高速电机过热或超过 80℃时请稍候再做下次提取。

（6）提取完成后将调速旋钮 4 复位到 0，按下上升按钮 3 上升到最高点，然后取出提取完成的容器，如果不连续提取或提取另外一种物料请立即清洗破碎刀头，清洗完毕后把旋钮 4 复位到 0 后再做下次提取任务或关闭电源开关 2 停止工作。

三、提取特点

1. 快速高效

1min 内即可完成对容器内物料的彻底提取，且粉碎度适当，既有利于充分提取有效成分，又有利于过滤。

2. 常温提取

在常温下于适当溶剂中工作，避免了有效成分因受热而遭到破坏。

3. 适用广泛

适用于植物的根（饮片）、茎（饮片）、叶、花、果实等各个部位的快速提取；适用于多种溶剂，除乙醚等易燃、易挥发溶剂外，可根据所需有效部位或化学成分，直接选用丙酮（或含水丙酮）、甲醇（或含水甲醇）、乙醇（或含水乙醇）、冷热水等作为溶剂进行提取，使工艺流程更加简单方便；可单品种提取，也可多品种混合提取。

4. 操作方便

仪器单人即可操作。将待提取物料放入容器中，加入适量溶剂，根据容器的高低及溶剂的深度，调节好刀头位置后即可开机，破碎提取可在瞬间完成，在成匀浆后过滤即可。

5. 节能降耗

不同型号配置不同功率的电机，该型号电机额定功率为 1800 W，完成一次提取过程仅耗电 0.03kW·h（1min），与同功率回流提取法 2h 耗电 3.6kW·h 相比，耗能仅为其 1/120，从而极显著降低了研究和生产的成本。

6. 清洗简单

操作完成后，在干净的容器中装入水或其他溶剂，浸没刀片，开机 5~10s 即可将刀片、内轴、外轴清洗干净。

7. 维修方便

该设备很少会发生故障，但若发生故障，也可以迅速拆卸、安装，仅需普通常用工具。

8. 安全可靠

该设备设计科学、合理，操作方便，具有坚固的不锈钢结构，电器部分不接触溶剂，不会漏电；刀片转速依靠调速器手动控制，可随时根据需要调速或停机；刀片在固定不动的外轴腔内转动，非常安全。

项目四
提取分离设备简介

设备简介	设备图片
1. 提取罐 提取罐是医药化工中常用的浸出提取设备，特别适合植物产物所含成分的浸出提取。结构具有罐体，罐体内轴向位置装有螺旋推进器或旋桨推进器，与罐体外的转动轴盘连接，其特征是具有一组斜卧的连续逆流浸出提取单罐，单罐相互之间出料口与进料口相连接构成一连通器，每一个单罐体的低端上部具有进料口，下部具有残液排出口，罐体高端上部具有进液口或排气口，下部具有出料口。	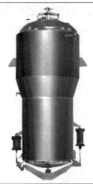
2. 多功能提取罐 多功能提取罐的整个提取过程是在密闭可循环系统内完成的，一般进行常压提取，也可带压低温提取。本设备适用于中药、食品、化工行业的温浸、热回流、强制循环渗漉、芳香油提取及有机溶剂回收等多种工艺操作，具有效率高、操作方便等优点。	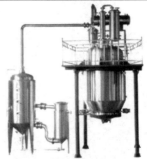
3. 渗漉筒（罐） 渗漉筒（罐）属于将适度粉碎的药材置于其中，由上部不断添加溶剂，溶剂渗过药材层向下流动过程中浸出药材成分的动态浸出设备。溶剂利用率高，有效成分浸出完全，可直接收集浸出液。适用于贵重药材、毒性药材及高浓度制剂，也可用于有效成分含量较低的药材提取；但对新鲜的、极易膨胀的药材，无组织结构的药材不宜选用。该法常用不同浓度的乙醇或白酒做溶剂，故应防止溶剂的挥发损耗。	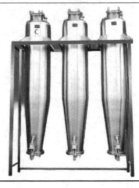

续表

设备简介	设备图片
4. 沉淀罐 沉淀罐为中药醇沉工艺的专用设备,内装自动浮球出液器可减轻工人劳动强度,自动完成出液过程。锥形底部装有切线蒸汽管道,通入蒸汽可使沉淀物软化,有利于沉淀物排出。罐的底部装有切线通气管道,可通过真空或过滤压缩气进行气动搅拌。	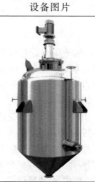
5. 储存罐 中药储存罐罐体有立式和卧式、单层和双层设计,操作可自动化控制。罐体内壁过滤段均采用圆弧过渡,无卫生死角,易清洗;罐体内镜面抛光处理,能够实现 CIP 和 SIP,符合卫生规范要求。 主要用于中药提取生产过程中提取物的存储。	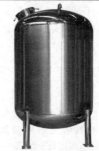
6. 索氏提取器 索氏提取器,又称脂肪抽取器或脂肪抽出器。该设备是由提取瓶、提取管、冷凝器三部分组成的,提取管两侧分别有虹吸管和连接管。提取时,将待测样品包在脱脂滤纸包内,放入提取管内。提取瓶内加入溶剂,加热提取瓶,溶剂气化,由连接管上升进入冷凝器,凝成液体滴入提取管内,浸提样品中的物质。待提取管内溶剂液面达到一定高度,溶有粗物质的溶剂经虹吸管流入提取瓶。流入提取瓶内的溶剂继续被加热气化、上升、冷凝,滴入提取管内,如此循环往复,直到抽提完全为止。	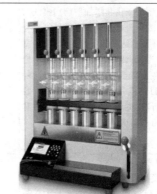
7. 超声波萃取仪 超声波萃取仪主要由大功率超声波发生系统、加热系统、压缩机制冷系统、测温控温系统、搅拌系统等组成。由于超声波的"空化"作用可造成反应体系活性的变化,产生足以引发化学反应的瞬时高温高压,形成了局部高能中心,促进化学反应的顺利进行。同时,超声波的次级效应如机械振荡、乳化、扩散、击碎等都有利于反应物的全方位充分混合,比一般相转移催化和机械搅拌更为有效地促使反应顺利进行。	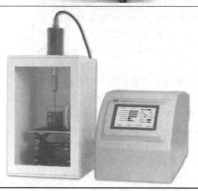

续表

设备简介	设备图片
8. 闪式提取器 闪式提取器是一种用于中草药提取的高新技术设备,以组织破碎原理为基础。该设备由高速电机、破碎提取刀头和控制系统三部分组成。其工作的主要部分是破碎提取刀头,刀头由内刀和外刀组成。内外刀之间在高速旋转情况下不仅产生强大的剪切作用,同时,外刀腔内产生强大的负压,使外刀腔内外发生分子渗透现象。该设备通过破碎而充分暴露的物质分子(被提取成分)在负压、剪切、高速碰撞等各种外力作用下被溶剂分子包围、解离、溶解、替代、脱离,然后迅速进入溶剂中,瞬间达到溶解浓度的平衡,在数十秒内快速完成提取过程。	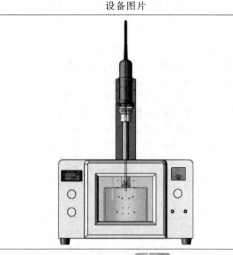
9. 膜分离设备 膜分离设备是利用膜的选择性分离实现料液的不同组分的分离、纯化、浓缩、除菌和脱盐等。膜可以在分子范围内进行分离,是一种物理过程,不发生相变化和添加助剂。膜依据其孔径的不同(或称为截留分子量),可将膜分为微滤膜、超滤膜、纳滤膜和反渗透膜;根据材料的不同,可分为无机膜和有机膜。因膜的构型和分离过程各具特点,设备也有多种类型。有时根据过程目的或用途,分别称为超过滤器、渗透器、渗析器、电渗析器或淡化器等,其未来发展趋势为自动化、简洁化。	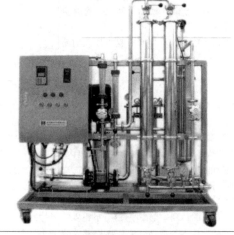
10. 微波萃取设备 微波萃取设备根据不同气压下液体沸点不同的原理,将微波萃取和真空技术结合起来,最低可在 20℃~30℃ 室温条件下进行。该设备主要用于制药、染料、食品等生产过程中的化学反应过程和物料分离、液体萃取、气体吸收等。 微波萃取设备内置搅拌桨的有锚式、涡轮、螺杆等搅拌加热形式。与物料接触部位由耐酸碱不锈钢制成。小型开放型微波萃取实验设备如同将一只锅放在电炉上,操作者可以方便、直接、毫无障碍地观察物料变化、添加物料或溶剂、随机提取样品、测量温度、搅拌物料,它另一特点是可安全地用于醇类物料处理,这是常规微波炉所不能比拟的。	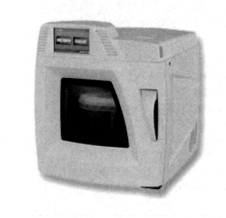

续表

设备简介	设备图片
11. 超临界流体萃取设备 　　超临界流体萃取是一种新型萃取分离技术。它利用超临界流体，即处于温度高于临界温度、压力高于临界压力的热力学状态的流体作为萃取剂。从液体或固体中萃取出特定成分，以达到分离目的。 　　超临界流体萃取的特点是：萃取剂在常压和室温下为气体，萃取后易与萃余相和萃取组分分离；在较低温度下操作，能较完好地保存中药有效成分不被破坏；可调节压力、温度和引入夹带剂等调整超界流体的溶解能力，逐渐把萃取组分引入到希望的产品中。	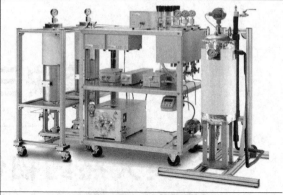
12. 固相萃取仪 　　通过使用固体吸附剂来分离液体样品中的目标化合物，这些吸附剂通常含有 C_{18} 或 C_8、腈基、氨基等基团，这些基团与样品中的被测物质和干扰物质之间的作用力不同，从而实现它们的分离。固相萃取仪的整个过程包括样品进样、目标化合物的吸附、干扰物的去除以及目标化合物的洗脱。在固相萃取过程中，样品首先通过装有吸附剂的固相萃取柱，目标化合物被吸附在固相材料上，而非目标化合物则通过洗脱过程被去除。最终，使用适当的溶剂将目标化合物从固相材料上洗脱下来，以便后续的分析。	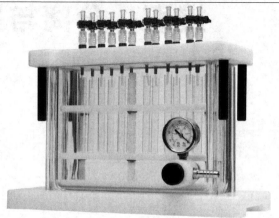

模块三

各类天然药物化学成分提取、分离与鉴定实训

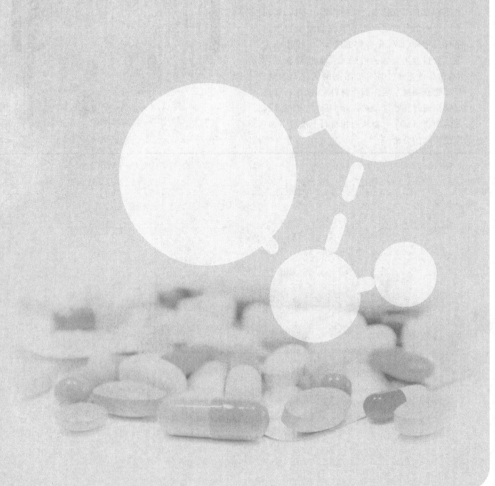

项目一
苷类成分提取、分离与鉴定技术

任务 苦杏仁中苦杏仁苷的提取、分离与鉴定

实训目标

知识目标

1. 了解苦杏仁的来源及资源分布。
2. 熟悉苦杏仁苷的主要化学成分结构类型、特点。
3. 掌握苦杏仁苷的主要成分及理化性质。

能力目标

1. 能够依据苦杏仁苷的理化性质，运用回流法、沉淀法进行提取、分离与纯化。
2. 学会种子类药材脱脂的方法和操作。
3. 熟练苦杏仁苷理化鉴定操作。
4. 熟练纸色谱、薄层色谱的基本操作。

一、概述

1. 苦杏仁来源及作用

苦杏仁为蔷薇科植物山杏 *Prunus armeniaca* L. var. *ansu* Maxim.、西伯利亚杏 *Prunus sibirica* L.、东北杏 *Prunus mandshurica*（Maxim.）Koehne 或杏 *Prunus armeniaca* L. 的干燥成熟种子。产于东北、华北、西北等地。性味苦，微温；有小毒。归肺、大肠经。功效：降气止咳平喘，润肠通便。用于咳嗽气喘，胸满痰多，肠燥便秘。

2. 主要化学成分及性质

苦杏仁中含有苦杏仁苷、苦杏仁酶及其他成分，如脂肪油、苯甲醛、芳樟醇、肌醇及绿原酸等。

苦杏仁苷又名扁桃苷，分子式 $C_{20}H_{27}NO_{11}$，分子量 457.42，三水合物为斜方

柱状结晶（水），熔点：200℃，无水物熔点：220℃。易溶于水和沸乙醇，溶于乙醇，几乎不溶于乙醚。《中华人民共和国药典》（2020年版）规定，苦杏仁含苦杏仁苷不得少于3.0%。

苦杏仁苷

二、实训原理

利用苦杏仁苷溶于乙醇进行提取，提取时部分脂溶性成分也会溶解，蛋白质、多糖类等水溶性成分则被留在药材中。因苦杏仁苷不溶于乙醚，可通过在乙醇提取液中加入乙醚使其沉淀分离。

三、实训材料

1. 试剂药品

苦杏仁粗粉、石油醚、乙醇、乙醚、α-萘酚、浓硫酸、苦味酸钠、硫酸铜、硝酸银、氢氧化钠、盐酸、正丁醇、乙酸乙酯、三氯甲烷、乙酸、硫酸亚铁、三氯化铁。

2. 仪器设备及耗材

电子天平、圆底烧瓶、展开槽、玻璃薄层板、恒温水浴锅、旋转蒸发仪、循环水真空泵、烧杯、球形冷凝管、布氏漏斗、抽滤瓶、小型粉碎机、量筒、滤纸、棉花。

四、实训方法

（一）苦杏仁苷的提取、分离

取苦杏仁粗粉40g，放入1000mL的圆底烧瓶中，取250mL石油醚回流40min脱去油脂，药渣中加320mL乙醇回流提取2h，过滤，再加入240mL的乙醇回流1.5h，合并乙醇提取液，减压回收至约40mL，加入等体积的乙醚，静置，析出沉淀，过滤，冷乙醇洗涤，得到苦杏仁苷。流程如图3-1。

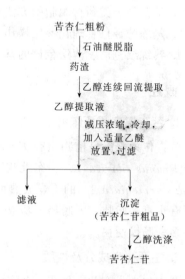

图3-1 苦杏仁苷提取分离流程

（二）鉴定

1. 化学鉴定

（1）糖的鉴定

① Molish 反应　Molish 反应又称 α-萘酚-浓硫酸反应。取待检液 1mL，加入 3％的 α-萘酚乙醇溶液 1~3 滴，摇匀后沿试管壁缓缓加入浓硫酸，静置，若在两液面交界处出现紫红色环，说明待检液中含有糖或苷类。

② Fehling 反应　还原糖能使 Fehling 试剂还原，产生砖红色氧化亚铜沉淀。

③ Tollens 反应　用于还原性糖的鉴定，析出的银在薄层板或滤纸上为褐斑，在试管壁上则呈光亮银镜，也称银镜反应。

非还原糖和苷类对 Fehling 反应和 Tollens 反应呈阴性。但将反应液酸水解后再进行 Fehling 反应或 Tollens 反应，如果为阳性反应，说明存在多糖或苷类。

（2）氰苷的鉴定

① 苦味酸钠反应　取苦杏仁苷少许，置于锥形瓶中，加入 5mL 5％的硫酸溶液，混匀塞好，取滤纸条，先用饱和的苦味酸溶液浸润，稍干后，再滴加 10％碳酸钠溶液 1~2 滴，干后悬于盛有锥形瓶的上部，在水浴上加热 10min，观察滤纸条的颜色变化。

② 普鲁士蓝反应　苦杏仁苷少许，置试管中加 2~3 滴水浸湿，立即用 10％氢氧化钠溶液浸湿的滤纸将管口包紧，与 50℃水浴加热 10min，在滤纸上加 10％硫酸亚铁溶液 1 滴，10％盐酸 1 滴，1％三氯化铁溶液 1 滴，观察其颜色变化。

2. 色谱鉴定

（1）纸色谱　糖类极性较大，适合用纸色谱法进行鉴定。常用水饱和的有机溶剂作为展开系统，如正丁醇-乙酸-水（4：1：5 上层）、正丁醇-乙醇-水（4：2：1）和水饱和的苯酚等。R_f 值与糖的结构中碳原子数和羟基数有关。在单糖中，一般碳原子数少的糖，其 R_f 值大；若碳原子数相同，则酮糖的比醛糖的大，去氧糖更大。常用的显色剂为硝酸银试剂，显色后产生棕褐色斑点。以纸色谱鉴定糖类通常需以标准品同时点样作为对照。

（2）薄层色谱　通常选用硅胶作固定相，用极性较大的含水溶剂系统为展开剂，如正丁醇-乙酸-水（4：1：5 上层）、三氯甲烷-甲醇-水（65：35：10 下层）、乙酸乙酯-正丁醇-水（4：1：5 上层）等三元溶剂系统。

五、实训说明及注意事项

1. α-萘酚反应很灵敏，若试液中混入少量的滤纸纤维或中药纤维均可生成阳性反应，应加以注意。

2. 苷的糖鉴定反应阳性时，可以进行各类苷的鉴定。

3. 薄层色谱由于糖的极性大，进行薄层色谱分析时，点样量不宜过大，否则会出现明显的拖尾现象，使 R_f 值下降，使一些 R_f 值相近的糖难以获得满意的分离。若用 0.3mol/L 硼酸溶液或用一些无机盐的水溶液（如 0.02mol/L 硼酸盐缓冲溶液、0.1mol/L 亚硫酸氢钠水溶液）代替水制备薄层板，则样品承载量可明显增加，硅胶吸附能力下降，有利于斑点的集中。薄层色谱常用显色剂除了硝酸银试剂外，还有茴香醛-硫酸试剂、α-萘酚-浓硫酸试剂。喷后一般需要在 100℃ 左右加热数分钟至斑点显现。

六、实训思考

1. 在乙醇提取苦杏仁苷前为何先用石油醚脱油脂？有何意义？
2. 根据苦杏仁苷的性质，可否使用沸水提取？不利的因素是什么？

苦杏仁中苦杏仁苷的提取、分离与鉴定评分表

项目	评分标准	分值	得分	备注
着装	服装合适,规范整洁	5		
实训态度	实训前积极预习、做好准备工作；实训时认真负责、团队协作性好；实训后及时完成报告	10		
称重、粉碎	粉碎操作合理；正确操作电子天平，称量准确，注意节约试药耗材用量	10		
回流提取	正确量取和添加试剂；正确安装回流装置及操作	10		
试剂沉淀分离	正确量取和添加试剂；正确连接旋转蒸发仪、真空泵及操作；正确安装减压抽滤装置及使用	15		
鉴定	化学鉴定操作正确，薄层和纸色谱制备、点样、展开、显色及观察正确	20		
实验过程记录	准确记录实验实训过程数据、现象和结果	5		
实训室管理、卫生与使用记录	仪器清洗、摆放；废液入桶；实训室卫生；水、电、窗关闭等；实训室使用记录情况	10		
实训报告	报告内容完整度和正确性；数据可靠性；结果和结论的合理性；页面整洁性	15		
总分				
实践反思				

项目二
生物碱类成分提取、分离与鉴定技术

任务 1 黄连中盐酸小檗碱的提取、分离与鉴定

实训目标

知识目标

1. 了解黄连的来源及资源分布。
2. 熟悉小檗碱等主要成分的结构类型、特点。
3. 掌握盐酸小檗碱等主要成分及理化性质。
4. 掌握盐析法的基本原理。

能力目标

1. 依据盐酸小檗碱的理化性质，运用煎煮法和结晶法进行提取、分离和纯化。
2. 能够运用薄层色谱法和化学法鉴定盐酸小檗碱。
3. 学会薄层板制备和应用。
4. 学会盐析法的操作与应用。

一、概述

1. 黄连来源及作用

黄连为毛茛科植物黄连 *Coptis chinensis* Franch.、三角叶黄连 *Coptis deltoidea* C. Y. Cheng et Hsiao 或云连 *Coptis teeta* Wall. 的干燥根茎。主产自四川、云南等地区。性味苦，寒。归心、脾、胃、肝、胆、大肠经。功效：清热燥湿，泻火解毒。用于湿热痞满，呕吐吞酸，泻痢，黄疸，高热神昏，心火亢盛，心烦不寐，心悸不宁，血热吐衄，目赤，牙痛，消渴，痈肿疔疮；外治湿疹，湿疮，耳道流脓。

2. 主要化学成分及性质

黄连的有效成分主要是生物碱：小檗碱、巴马丁、黄连碱、甲基黄连碱、药根碱和表小檗碱等。其中以小檗碱含量最高，大约 10%。小檗碱为季铵生物碱，具有明显的抗菌作用。小檗碱类结构如下：

小檗碱又名黄连素，分子式 $[C_{20}H_{18}NO_4]^+$，分子量 336.37。从水或稀乙醇中结晶所得的小檗碱为黄色针状结晶，含 5.5 分子结晶水，在 100℃ 干燥后仍保留 2.5 分子结晶水，加热至 110℃ 变为棕黄色，160℃ 分解。盐酸小檗碱为黄色小针状结晶，在 220℃ 左右分解，形成小檗红碱（红棕色），在 285℃ 左右完全熔融。

盐酸小檗碱　　　　　　　小檗红碱

小檗碱能缓溶于冷水（1∶20），易溶于热水和热乙醇，难溶于丙酮、三氯甲烷和苯等。小檗碱和酸结合成盐，其盐类在水中的溶解度见表 3-1。

表 3-1　小檗碱盐在水中的溶解度（室温）

名称	溶解度
氢碘酸盐	1∶2130
盐酸盐	1∶500
枸橼酸盐	1∶125
磷酸盐	1∶15
硫酸盐	1∶30
酸性硫酸盐	1∶100

小檗碱与大分子有机酸结合成的盐在水中的溶解度很小，当黄连与甘草、大黄和黄芩等配伍时，能和甘草酸、大黄鞣质、黄芩苷形成难溶于水的化合物而沉淀析出，这是在中药制剂过程中需要注意的问题。

小檗碱通常以季铵式状态存在，能溶于水，水溶液呈强碱性（$pK_a=11.50$），溶液为红棕色。如果在水溶液中加入过量的碱，可抑制季铵离子的解离，使其部分转变为醛式或醇式，溶液也变成了棕色或黄色。醇式或醛式小檗碱具有亲脂性，可溶于亲脂性有机溶剂。

季铵式（红棕色）　　　　醇式（黄色）　　　　醛式（黄色）

小檗碱的三种互变异构体

二、实训原理

小檗碱的提取是利用小檗碱盐的溶解性,通过用稀硫酸水溶液提取小檗碱硫酸盐,然后加浓盐酸把小檗碱硫酸盐转化为小檗碱盐酸盐,再结合盐析法而使结晶析出。并且利用小檗碱在冷热水中溶解性差异大的性质,用水重结晶进行精制。

三、实训材料

1. 试剂药品

黄连粗粉、羧甲基纤维素钠、硅胶、硫酸、石灰乳、盐酸、硝酸、氢氧化钠、丙酮、碘化铋钾、甲醇、丙酮、乙酸、氯化钠、乙醇等。

2. 仪器设备及耗材

电子天平、纱布、滤纸、脱脂棉、圆底烧瓶、恒温水浴锅、电热套、量筒、烧杯、抽滤瓶、循环水真空泵、布氏漏斗、电恒温干燥箱、小型粉碎机。

四、实训方法

1. 提取、分离

取黄连粗粉20g,加入0.2% H_2SO_4 溶液200mL加热微沸40min(注意随时补充蒸发损失的溶剂),脱脂棉过滤,残渣再加0.2% H_2SO_4 溶液200mL加热煎煮45min,脱脂棉过滤,两次滤液合并。向滤液中加入石灰乳调节pH至11~12,放置10min,脱脂棉过滤,再向所得的滤液中滴加浓HCl,调节pH至2~3,然后加入8% NaCl搅拌并使完全溶解,并继续搅拌至溶液出现微浊现象为止,放置过夜,则有盐酸小檗碱沉淀析出。提取流程如图3-2。

2. 精制

盐酸小檗碱粗品,水洗,加适量蒸馏水加热溶解,趁热抽滤,滤液放置,则有盐酸小檗碱结晶析出。再进行重结晶,即滤取结晶,加入适量乙醇,水浴加热溶解,趁热抽滤,滤液放置结晶。待盐酸小檗碱析出完全后,滤出,80℃干燥,得成品。精制流程如图3-3。

盐酸小檗碱溶液滤过,抽干,用少许蒸馏水洗涤,70℃以下干燥,得小檗碱精品。称重,计算提取率。

3. 鉴定

(1) 呈色反应

① 浓硝酸-漂白粉试验 取盐酸小檗碱少许,加稀硫酸8mL溶解,置两支试管中,一支加2滴浓硝酸,显樱红色,另一支加少许漂白粉,也显樱红色。

② 丙酮-小檗碱试验 取盐酸小檗碱少许,加5mL蒸馏水,水浴加热溶解,

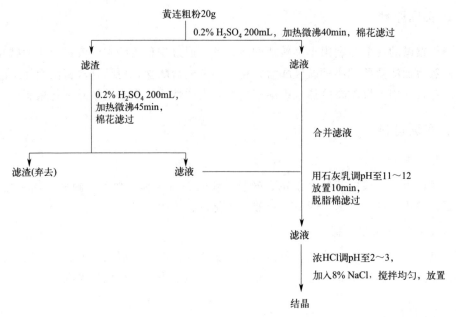

图 3-2 盐酸小檗碱提取流程图

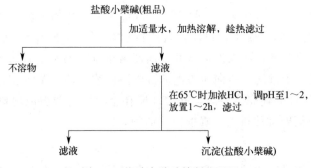

图 3-3 盐酸小檗碱精制流程图

加入氢氧化钠试液 2 滴，显橙色，放冷，加丙酮 4 滴，出现黄色丙酮小檗碱结晶。

③ 生物碱沉淀反应 取盐酸小檗碱少许，加稀硫酸 12mL 溶解，置于三支试管中，分别加入碘化汞钾试剂、碘化铋钾试剂、硅钨酸试剂，观察其产生的现象。

(2) 薄层色谱鉴定

制板：取色谱用硅胶 8g，加入 0.3%～0.5% 羧甲基纤维素钠（CMC-Na）20～25mL，用研钵制成稀浆糊状，然后均匀倒在两块清洁的玻璃板上，铺成一均匀薄层，室温晾干，105℃活化 30min 备用。

点样：取自制盐酸小檗碱少许，加入 1mL 乙醇溶液溶解和盐酸小檗碱乙醇对照品溶液。

展开剂：甲醇-丙酮-乙酸（4∶5∶1）溶液。
展开方式：预饱和后，上行展开。
显色：先观察荧光斑点，再喷改良碘化铋钾试剂显色。
观察记录：记录图谱及斑点颜色。

五、实训说明及注意事项

1. 提取时稀硫酸浓度应控制在 0.2%～0.3%，使黄连中的小檗碱全部转化成硫酸盐而溶解。如果硫酸浓度过高，小檗碱会转化为硫酸氢盐，从而降低溶解度，影响提取效率。

2. 用石灰乳调 pH 值，可以使硫酸小檗碱游离成小檗碱，并可使果胶、黏液质等多糖杂质沉淀。

3. 加氯化钠的目的是利用盐析作用，降低盐酸小檗碱在水中的溶解度，其浓度不超过 10%，否则会造成细小的盐酸小檗碱结晶呈悬浮状而给过滤造成困难。盐析用的食盐尽可能选用杂质较少、纯度高的食盐。

4. 在精制盐酸小檗碱时，因盐酸小檗碱几乎不溶于冷水，放冷易析出结晶，所以水浴加热溶解后，要趁热滤过，防止盐酸小檗碱在滤过时析出结晶，使滤过困难，产量降低。

六、思考题

1. 根据小檗碱的性质，除用硫酸水溶液提取外，还可用哪些提取方法？
2. 在本实训色谱条件下，计算小檗碱的 R_f 值。
3. 查阅文献，了解黄连中总生物碱含量的测定方法。

黄连中盐酸小檗碱的提取、分离与鉴定评分表

项目	评分标准	分值	得分	备注
着装	服装合适，规范整洁	5		
实训态度	实训前积极预习、做好准备工作；实训时认真负责、团队协作性好；实训后及时完成报告	10		
称重、粉碎	粉碎操作合理；正确操作电子天平，称量准确，注意节约试药耗材用量	10		
酸溶碱沉法、盐析法提取分离	正确量取、添加试剂；正确减压过滤操作	15		
沉淀分离、重结晶纯化	正确量取和添加试剂；正确连接旋转蒸发仪、真空泵和操作使用；正确的重结晶、减压过滤、干燥操作和计算得率	20		
鉴定	化学鉴定操作正确，薄层点样、展开、显色及观察正确	10		
实验过程记录	准确记录实验实训过程数据、现象和结果	5		

续表

项目	评分标准	分值	得分	备注
实训室管理、卫生与使用记录	仪器清洗、摆放;废液入桶;实训室卫生;水、电、窗关闭等;实训室使用记录情况	10		
实训报告	报告内容完整度和正确性;数据可靠性;结果和结论的合理性;页面整洁性	15		
总分				
实践反思				

任务 2　苦参中苦参总碱的提取、分离与鉴定

实训目标

知识目标

1. 了解苦参的来源及资源分布。
2. 熟悉苦参碱、氧化苦参碱等的结构类型、特点。
3. 掌握苦参中生物碱主要成分及理化性质。
4. 掌握渗漉法、连续回流法的技术、适用范围和离子交换树脂色谱法的原理。

能力目标

1. 通过苦参碱的提取、分离掌握渗漉法和离子交换柱色谱操作和应用。
2. 学会索氏提取器的使用和连续回流法操作。
3. 能用化学法、薄层法鉴定生物碱。

一、概述

1. 苦参来源及作用

中药苦参是豆科植物苦参（*Sophors Flavescens* Ait）的干燥根。主产自黑龙江、吉林、辽宁、内蒙古等地区。性味苦,寒。归心、肝、胃、大肠、膀胱经。功效:清热燥湿,杀虫,利尿。用于热痢,便血,黄疸尿闭,赤白带下,阴肿阴痒,湿疹,湿疮,皮肤瘙痒,疥癣麻风;外治滴虫性阴道炎。

2. 主要化学成分及性质

苦参中主要含苦参碱、氧化苦参碱、羟基苦参碱、去氢苦参碱等,结构如下:

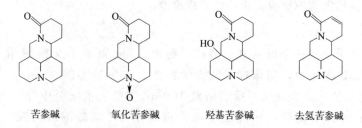

苦参碱　　　氧化苦参碱　　　羟基苦参碱　　　去氢苦参碱

其中苦参碱分子式为 $C_{15}H_{24}N_2O$，分子量 248.37，在轻石油醚中结晶时，由于温度等条件不同，可以得到 α、β、δ 三种结晶（熔点分别为 76℃、87℃、84℃）和一种流体即 γ 型。通常室温下结晶得到的是 α 型，易溶于水、甲醇、乙醇、三氯甲烷，溶于苯，在乙醚中溶解度小。

二、实训原理

苦参碱为喹诺里西啶类生物碱，利用叔胺氮化合物与酸成盐溶于水与非生物碱分开，提取的生物碱盐的阳离子部分与 H^+ 型树脂发生交换，生物碱吸附在柱上，吸附有生物碱的树脂，碱化呈游离生物碱，可被三氯甲烷等有机溶剂提取。

三、实训材料

1. 试剂药品

苦参粗粉、苦参碱标准品、氧化苦参碱标准品、732 型阳离子交换树脂、羧甲基纤维素钠、盐酸、硫酸、氨水、三氯甲烷、无水硫酸钠、丙酮、甲醇、乙醚、碘化铋钾试剂、碘-碘化钾试剂、硅钨酸试剂、氢氧化钠等。

2. 仪器设备及耗材

电子天平、pH 试纸、滤纸、渗漉桶、色谱柱、旋转蒸发仪、电热恒温干燥箱、不锈钢托盘、恒温水浴锅、展开槽、索氏提取器、抽滤瓶、布氏漏斗、烧杯、循环水真空泵、量筒、薄层板、三用紫外灯、喷瓶、小型粉碎机。

四、实训方法

1. 提取

（1）浸润、装桶　取苦参粗粉 50g 加 2% 的硫酸，拌匀浸润，放置 30min，使生药膨胀。然后装入渗漉桶中，边加边压，层层压实，全部装完后，药面压平，盖一层滤纸，滤纸上压玻璃弹珠。

（2）排气、浸渍　加入 2% 硫酸溶液流过苦参粗粉，直到没有气泡，关闭，渗漉液重新加入到渗漉桶中，保持液面在药面 4～5cm 以上，浸渍过夜。

（3）渗漉　浸渍达时间后，打开阀门，以 4～5mL/min 的速度渗漉，收集渗漉液至无明显的生物碱反应为止,计算渗漉液。

2. 分离

(1)阳离子交换树脂的处理、装柱　称取 100g 阳离子交换树脂(732型)加入到 500mL 烧杯中,用蒸馏水洗至无浑浊,取带砂芯的 30mm×600mm 的色谱柱,湿法装柱,先用 4% 盐酸溶液 100mL 洗脱,水洗至中性,再以1%氢氧化钠溶液 100mL 洗脱;水洗至中性,重复用 4% 盐酸溶液洗脱,水洗至中性,待用。

(2)交换、洗脱、精制　渗漉液滴加于处理好阳离子交换树脂进行交换,交换速度为 2~3mL/min,边交换边检测交换液生物碱反应和 pH 值的变化。完成后将树脂倒入烧杯中,用蒸馏水洗涤数次,除去杂质,于布氏漏斗中抽干,倒入搪瓷盘中晾干。将树脂置烧杯中,加入浓氨水,搅匀,加氨水量至手握成团但不黏手为度。密闭放置。放置 20min,装入滤纸袋置索氏提取器中,以三氯甲烷连续回流 6~10h。三氯甲烷提取液加无水硫酸钠脱水,回收三氯甲烷。残留物以丙酮回流,抽滤,溶液回收部分丙酮,加盖放置,结晶,抽滤,干燥。得粗品总碱结晶。以粗品量的 30~40 倍丙酮回流溶解,白色总碱溶解后过滤,回收部分丙酮后加盖放置,结晶后抽滤,干燥,得精品总碱结晶。

(3)树脂再生　方法同树脂的前处理。流程图见图 3-4。

3. 鉴定

(1)生物碱沉淀反应　取 3 支小试管,分别标 1、2、3 号,每支试管加苦参酸水渗漉液 1mL,1 号试管滴加碘化铋钾试剂,2 号试管滴加碘-碘化钾试剂,3 号试管滴加硅钨酸试剂,试剂量为 2~3 滴,观察有无沉淀产生及颜色变化。

(2)薄层色谱鉴定

点样:苦参总碱、氧化苦参碱、苦参碱标准品、氧化苦参碱标准品。

展开剂:三氯甲烷-甲醇-浓氨水(5∶0.6∶0.2)。

展开方式:预饱和后,上行展开。

显色:先观察荧光斑点,再喷改良碘化铋钾试剂显色。

观察记录:记录图谱及斑点颜色。

五、实训说明及注意事项

1. 浓盐酸、氨水均具有刺激性,使用时注意通风。
2. 丙酮、三氯甲烷、甲醇和乙醚均为易燃品,注意防火安全。
3. 渗漉法将药材装柱时,不要把药材压得过紧或过松。过紧,渗漉速度太慢,甚至不能渗漉;过松,渗漉速度太快,影响渗漉效果。
4. 索氏提取周期较长,可以利用第二课堂完成。

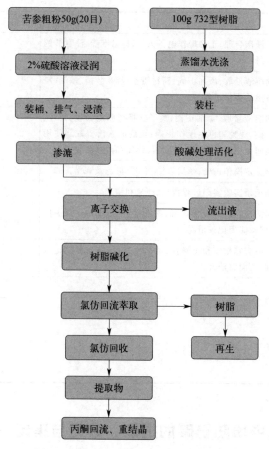

图 3-4 苦参总碱提取分离纯化流程图

六、思考题

1. 苦参生物碱除了使用三氯甲烷回流洗脱外，可以直接使用有机溶剂洗脱吗？尝试设计洗脱方法。
2. 为什么用氢氧化钠制硅胶板？若是氧化苦参碱展开剂是否需要调整？
3. 树脂再生应注意什么？

苦参中苦参总碱的提取、分离与鉴定评分表

项目	评分标准	分值	得分	备注
着装	服装合适，规范整洁	5		
实训态度	实训前积极预习、做好准备工作；实训时认真负责、团队协作性好；实训后及时完成报告	10		

续表

项目	评分标准	分值	得分	备注
称重、粉碎	粉碎操作合理;正确操作电子天平,称量准确,注意节约试药用量	5		
渗漉法提取	试剂溶液量取、添加正确;药材粗粉浸润、装桶、排气、浸渍和渗漉的操作正确	15		
离子交换色谱法分离	试剂溶液量取、添加正确;离子交换树脂的处理、装柱、离子交换、洗脱和再生操作正确;正确的索氏提取器使用和连续回流提取操作;旋转蒸发仪使用和溶剂回收正确	25		
鉴定	化学鉴定操作正确;薄层点样、展开、显色及观察正确	10		
实验过程记录	准确记录实验实训过程数据、现象和结果	5		
实训室管理、卫生与使用记录	仪器清洗、摆放;废液入桶;实训室卫生;水、电、窗关闭等;实训室使用记录情况	10		
实训报告	报告内容完整度和正确性;数据可靠性;结果和结论的合理性;页面整洁性	15		
总分				
实践反思				

任务 3　防己中粉防己碱的提取、分离与鉴定

实训目标

知识目标

1. 了解防己的来源及资源分布。

2. 熟悉粉防己碱等的主要化学成分结构类型、特点。

3. 掌握粉防己碱等的主要化学成分及理化性质。

4. 掌握萃取中乳化现象的产生原理。

能力目标

1. 依据粉防己碱的理化性质,运用回流法、萃取法和结晶法进行提取、分离与纯化。

2. 能够运用薄层色谱法和化学法鉴定粉防己碱。

3. 学会有毒性溶剂的安全性使用和操作。

4. 学会萃取分离乳化的处理。

一、概述

1. 防己来源及作用

防己为防己科植物粉防己 *Stephania tetrandra* S. Moore 的干燥根。主产自中国安徽、浙江、江西等地区。性味苦，寒。归膀胱、肺经。功效：祛风止痛，利水消肿。用于风湿痹痛，水肿脚气，小便不利，湿疹疮毒。

2. 主要化学成分及性质

防己中有效成分是生物碱，总碱含量约为 2%，主要有粉防己碱、防己诺林碱及轮环藤酚碱等，其中粉防己碱和防己诺林碱结构如下：

粉防己碱　　R=CH$_3$
防己诺林碱　R=H

粉防己碱又称汉防己甲素、汉防己碱。分子式 $C_{38}H_{42}N_2O_6$，分子量 622.75。无色针状结晶（乙醚），熔点 217～218℃，易溶于乙醚、乙醇、三氯甲烷等有机溶剂，不溶于石油醚和水。

防己诺林碱又称汉防己乙素、去甲汉防己碱。分子式 $C_{37}H_{40}N_2O_6$，分子量 608.71。六面体粒状结晶，熔点 237～238℃（丙酮）。

防己诺林碱的溶解度与粉防己碱相似，但较粉防己碱多一个酚羟基，极性较粉防己碱略高，在苯中的溶解度小于粉防己碱，可利用此性质与其互相分离。

二、基本原理

利用乙醇提取总生物碱，根据粉防己碱和防己诺林碱和酸结合成盐而易溶于水，难溶于亲脂性试剂，在碱性条件下易溶于亲脂性试剂不溶于水的性质反复处理后，再利用两者在冷苯液中溶解度的不同，使它们相互分离。

三、实训材料

1. 试剂药材

防己药材、粉防己碱、防己诺林碱对照品、薄层用硅胶、无水硫酸钠、氨水、氢氧化钠、盐酸、三氯甲烷、乙醇、丙酮、苯、改良碘化铋钾试剂、碘-碘化钾试剂、硅钨酸试剂。

2. 仪器设备及耗材

电子天平、pH试纸、滤纸、圆底烧瓶、烧杯、循环水真空泵、小型粉碎机、分液漏斗、布氏漏斗、抽滤瓶、锥形瓶、旋转蒸发仪、量筒、展开槽、恒温水浴锅、三用紫外灯、喷瓶。

四、实训方法

(一) 提取

称取汉防己粗粉100g，置于500mL圆底烧瓶中，加95%乙醇浸没药材300mL，水浴加热回流2h后，过滤，将滤液置于锥形瓶中，药渣再用95%乙醇（约200mL）同法提取2次，每次30min，合并3次滤液。冷却后如有絮状物析出，再过滤一次，澄清溶液浓缩至无醇味，成糖浆状，即得到总生物碱。

(二) 分离

1. 脂溶性生物碱和水溶性生物碱的分离

将糖浆状总提取物置于锥形瓶中，逐渐加入1%盐酸约100mL，充分搅拌使生物碱溶解，不溶物呈树脂状析出下沉。静置，滤出上清液，锥形瓶底部的不溶物再用1%盐酸少量多次洗涤，直至洗液对生物碱沉淀试剂反应微弱。合并洗液和滤液，静置，过滤，所得澄清溶液置于1000mL锥形瓶中，滴加浓氨水调至pH9~10，移至1000mL分液漏斗中，加150mL三氯甲烷萃取。碱水层一般用三氯甲烷再萃取3~4次，每次用三氯甲烷100mL。合并三氯甲烷萃取液，加无水硫酸钠干燥，过滤，滤液回收三氯甲烷，残留物用丙酮溶解，滴加少量蒸馏水，放置结晶。三氯甲烷液中含脂溶性叔胺碱，而三氯甲烷萃取过的氨性碱水液含有水溶性生物碱，可取少量三氯甲烷萃取过的氨性碱水液，加盐酸酸化至pH4~5，滴加雷氏铵盐饱和水溶液观察有无沉淀生成。防己中总生物碱的提取流程如图3-5。

2. 分离

取上述总生物碱置于50mL锥形瓶中，加5倍量的冷苯，密闭冷浸，时时振摇，1h后，过滤，以少量苯洗涤苯不溶部分，合并苯溶液，回收苯直至无苯的臭味，残留物以丙酮重结晶，得针状结晶，为粉防己碱。苯不溶物待挥发去残留的苯后，也用丙酮重结晶，可得粒状结晶，为防己诺林碱。防己中粉防己碱的分离流程如图3-6。

(三) 鉴定

1. 生物碱沉淀反应

取3支小试管，分别标1、2、3号，每支试管加防己酸水液1mL，1号试管滴

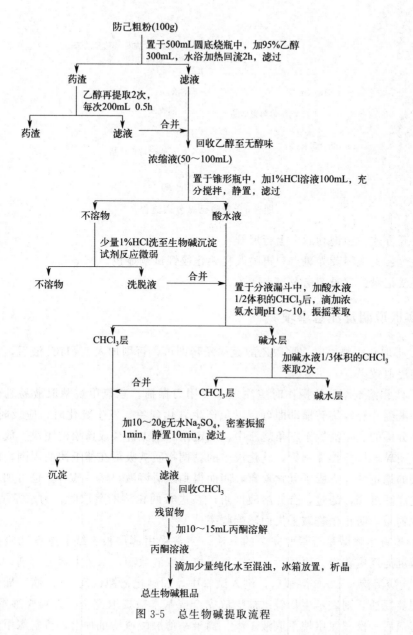

图 3-5 总生物碱提取流程

加碘化铋钾试剂，2号试管滴加碘-碘化钾试剂，3号试管滴加硅钨酸试剂，试剂量 2～3 滴，观察有无沉淀产生及颜色变化。

2. 薄层色谱鉴定

点样：0.1％粉防己碱和防己诺林碱的醇溶液（自制）和 0.1％粉防己碱和防己诺林碱的对照品醇溶液。

展开剂：三氯甲烷-丙酮-甲醇（6∶1∶1）溶液。

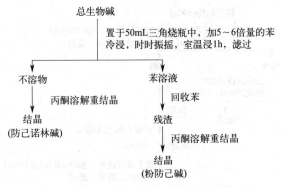

图 3-6　粉防己碱分离流程

展开方式：预饱和后，上行展开。

显色：先观察荧光斑点，再喷改良碘化铋钾试剂显色。

观察记录：记录图谱及斑点颜色。

五、实训说明及注意事项

1. 提取总生物碱时，回收乙醇至稀浸膏即可，否则加入1％HCl液后，会结块而影响提取效果。

2. 两相溶剂萃取法操作时应注意不要用力振摇，三氯甲烷萃取液易乳化，只要将分液漏斗轻轻旋转摇动即可，以免产生乳化现象。发生乳化时，应及时破乳。将较难分层的乳化液置于三角烧瓶中，取定性滤纸少许揉成蓬松的团块，放入乳化液中，用玻璃棒搅拌片刻后，乳化液中的黏稠物质被吸附在滤纸团的周围，破坏了乳状液的稳定性，克服了乳化现象，因而得到澄清溶液，然后滤过。也可加入适量溶剂洗涤滤纸团，滤过，合并溶液即可。在进行两相溶液萃取时，力求萃取完全，提尽生物碱，防止生物碱丢失而影响收率。

3. 检查生物碱是否萃取完全的方法，通常采用薄层板、纸上斑点试验方法和生物碱沉淀反应鉴定。取最后一次三氯甲烷萃取液数滴，水浴上蒸去溶剂，残留物用5％盐酸溶液0.5mL溶解后，倒入试管中，加碘化铋钾试剂1～2滴，如无沉淀或无明显混浊，则表示生物碱已被提取完全或基本被提取完全，否则应继续萃取。也可将最后一次三氯甲烷萃取液1滴，滴于一薄层板或滤纸片上，待三氯甲烷挥发尽之后，喷洒改良碘化铋钾试剂，观察有无红棕色斑点出现，若无红棕色斑点，表示已萃取完全。

4. 三氯甲烷、苯等有机溶剂有毒性，注意安全防护，应在通风橱中操作。

六、实训思考

1. 粉防己碱和防己诺林碱在结构和性质上有何异同点？实验过程中，如何利用它们的共性和个性？怎样提取和分离？

2. 通过提取分离防己中的粉防己碱和防己诺林碱，试述两相溶剂萃取法的原理是什么。操作时要注意哪些问题？萃取操作中若已发生乳化应如何处理？

3. 如何利用薄层色谱法判断提取分离的结果？

防己中粉防己碱的提取、分离与鉴定评分表

项目	评分标准	分值	得分	备注
着装	服装合适，规范整洁	5		
实训态度	实训前积极预习、做好准备工作；实训时认真负责、团队协作性好；实训后及时完成报告	10		
称重、粉碎	粉碎操作合理；正确操作电子天平，药品称量准确，注意节约试药用量	5		
回流法、萃取法提取、分离总生物碱	试剂溶液量取、添加正确；正确安装回流装置和操作；正确使用分液漏斗和萃取操作；正确连接旋转蒸发仪和溶剂回收	25		
单体生物碱分离	试剂溶液量取、添加正确；正确选择试剂和分离操作；旋转蒸发仪使用和溶剂回收正确	15		
鉴定	化学鉴定操作正确，薄层点样、展开、显色及观察正确	10		
实验过程记录	准确记录实验实训过程数据、现象和结果	5		
实训室管理、卫生与使用记录	仪器清洗、摆放；废液入桶；实训室卫生；水、电、窗关闭等；实训室使用记录情况	10		
实训报告	报告内容完整度和正确性；数据可靠性；结果和结论的合理性；页面整洁性	15		
总分				
实践反思				

任务 4　茶叶中咖啡因的提取、分离与鉴定

实训目标

知识目标

1. 了解茶叶的来源及资源分布。
2. 熟悉咖啡因等主要化学成分的结构类型、特点。
3. 掌握咖啡因等主要化学成分及理化性质。

能力目标

1. 依据咖啡因的理化性质，运用回流法、萃取法、重结晶法提取、分离与

纯化。

2. 能够运用薄层色谱法和化学法鉴定咖啡因。

一、概述

1. 茶叶来源及作用

茶叶为山茶科植物茶 *Camellia sinensis*（L.）Kuntze 的嫩叶或芽叶，原产于我国南部，现于长江流域及其以南各地区广泛栽培，主产自安徽、江苏、浙江、福建、江西、湖南、湖北、四川、云南等地。加工方法因茶叶种类不同而有差异，分全发酵茶、半发酵茶和不发酵茶三大类。鲜叶采摘后经杀青、揉捻和干燥制成绿茶。功效：清头目，除烦渴，消食，化痰，利尿，解毒。主治头痛，目昏赤，多睡善寐，心烦口渴，食积，小便不利，痰喘等。

2. 主要化学成分及性质

绿茶中含有生物碱、黄酮类、挥发油等化学成分，其中生物碱以咖啡因为主，约占1%～5%。另外还含有11%～12%的鞣质，0.6%的色素、纤维素、蛋白质等。咖啡因是杂环化合物嘌呤的衍生物，它的化学名称为1,3,7-三甲基黄嘌呤，其结构式如下：

嘌呤　　咖啡因

咖啡因是弱碱性化合物，分子式$C_8H_{11}N_4O_2$，分子量194.19，白色粉末或六角棱柱状结晶，沸点238℃，178℃升华。无臭，味苦。易溶于水（1g溶于46mL 25℃的水、5.5mL 80℃的水、1.5mL沸水）、乙醇、丙酮、三氯甲烷，微溶于石油醚，难溶于乙醚和苯。咖啡因用作心脏、呼吸器官和神经的兴奋剂，过度使用咖啡因会增加抗药性和产生轻度上瘾。

二、基本原理

茶叶中咖啡因虽具有升华的特点，但操作麻烦，主要利用其水溶性特点使用回流法提取，然后用亲脂性溶剂萃取分离，再重结晶纯化。

三、实训材料

1. 试剂药品

茶叶、咖啡因对照品、碳酸钙、三氯甲烷、甲醇、乙醇、丙酮、改良碘化铋钾试剂、硅钨酸试剂。

2. 仪器设备

电子天平、分液漏斗、硅胶薄层板、展开槽、烧杯、研钵、玻璃漏斗、圆底烧瓶、球形冷凝管、量筒、恒温水浴锅。

四、实训方法

(一)提取和纯化

1. 咖啡因的提取与分离

取茶叶 30g,碳酸钙粉 30g,加入 500mL 圆底烧瓶内,再加入 250mL 蒸馏水,水浴 90℃加热回流 25min,溶液趁热过滤,滤渣弃去,滤液用水浴冷却,然后将此滤液用三氯甲烷萃取三次,每次三氯甲烷 25mL,合并萃取液,回收三氯甲烷。粗咖啡因残留在烧瓶内,称重并记录咖啡因的近似重量,计算干茶叶中粗咖啡因的含量。

2. 粗咖啡因的纯化

在上述烧瓶内加入约 10mL 丙酮,水浴加热至沸腾,使咖啡因粗品完全溶解,将此溶液倒入的 50mL 烧杯中,冷却,滤出晶体,再用丙酮作溶剂进行重结晶,直至得到纯净的白色晶体。称重,计算收率。

(二)鉴定

1. 生物碱沉淀反应

(1)钨硅酸试剂反应　1mL 咖啡因的乙醇溶液加 1~2 滴钨硅酸试剂。现象:浅黄色或灰白色沉淀。

(2)碘化铋钾试剂反应　1mL 咖啡因的乙醇溶液,加入 1~2 滴碘化铋钾试剂。现象:生成浅黄色或红棕色沉淀。

2. 薄层色谱鉴定

点样:用三氯甲烷溶解质量相近的咖啡因粗品和纯化产物、标准品咖啡因的三氯甲烷溶液。

展开剂:三氯甲烷/甲醇(9:1)溶液。

展开方式:预饱和后,上行展开。

显色:先观察荧光斑点,再喷改良碘化铋钾试剂显色。

观察记录:记录图谱及斑点颜色。

五、实训说明及注意事项

1. 由于咖啡因在三氯甲烷中溶解度大,需要较少的次数就可提取完全,但三氯甲烷对人有一定的毒性和麻醉作用,提取应在通风柜中进行。

2. 由于咖啡因在丙酮中很容易溶解，所以每次用丙酮重结晶时，要保持沸腾到溶液中开始有晶体形成。

六、实训思考

咖啡因提取方法选择水回流法，不是升华法，比较两者优劣。

茶叶中咖啡因的提取、分离与鉴定评分表

项目	评分标准	分值	得分	备注
着装	服装合适，规范整洁	5		
实训态度	实训前积极预习、做好准备工作；实训时认真负责、团队协作性好；实训后及时完成报告	10		
称重、粉碎	粉碎操作合理；正确操作电子天平，药品称量准确，注意节约试药用量	5		
回流法、萃取法提取、分离	试剂溶液量取、添加正确；正确搭建回流装置和操作；正确使用分液漏斗和萃取操作；旋转蒸发仪使用和溶剂回收正确	20		
重结晶法纯化	试剂溶液量取、添加正确；重结晶法操作、产率计算正确	20		
鉴定	化学鉴定操作正确，薄层点样、展开、显色及观察正确	10		
实验过程记录	准确记录实验实训过程数据、现象和结果	5		
实训室管理、卫生与使用记录	仪器清洗、摆放；废液入桶；实训室卫生；水、电、窗关闭；实训室使用记录情况	10		
实训报告	报告内容完整度和正确性；数据可靠性；结果和结论的合理性；页面整洁性	15		
总分				
实践反思				

项目三

香豆素类成分提取、分离与鉴定技术

任务 1 秦皮中七叶苷和七叶内酯的提取、分离与鉴定

❋ 实训目标

知识目标

1. 了解秦皮的来源及资源分布。
2. 熟悉七叶内酯、七叶苷等主要成分的结构类型、特点。
3. 掌握秦皮中香豆素主要化学成分及理化性质。
4. 掌握化学试剂干燥法的基本知识。

能力目标

1. 能依据七叶内酯、七叶苷的理化性质,运用连续回流法、萃取法和重结晶法进行提取、分离与纯化。
2. 能够运用薄层色谱和化学法鉴定七叶内酯、七叶苷。
3. 学会化学试剂干燥法的操作与应用。

一、概述

1. 秦皮来源及作用

秦皮为木犀科植物苦枥白蜡树、白蜡树、尖叶白蜡树或宿柱白蜡树的干燥枝皮或干皮。分布于辽宁、吉林、河北、河南、内蒙古、陕西、山西、四川等地。性味苦、涩,寒。归肝、胆、大肠经。功效:清热燥湿、收涩止痢、止带、明目。用于湿热泻痢、赤白带下、目赤肿痛、目生翳膜。

2. 主要化学成分及性质

秦皮的主要化学成分是香豆素类,其中苦枥白蜡树皮含有七叶内酯、七叶苷;白蜡树皮含有七叶内酯、秦皮素;宿柱白蜡树皮含有七叶内酯、七叶苷、秦皮素等。香豆素类成分是中药秦皮的主要药效物质。同药材含七叶内酯和七叶苷的总量,不少于0.80%。

七叶内酯又名七叶素，分子式 $C_9H_6O_4$，分子量 178.14，黄色针状结晶（烯醇）或黄色叶状结晶（真空升华），熔点 268～270℃。易溶于甲醇、乙醇和冰乙酸，可溶于丙酮，不溶于乙醚和水。也易溶于稀碱液，显蓝色荧光。

七叶苷又名马栗树皮苷，分子式 $C_{15}H_{16}O_9$，分子量 340.28，为倍半水合物，浅黄色针状结晶（热水），熔点 204～206℃，[a]D-78.4（C＝2.5，50％二氧六环烷）。溶于沸水，热乙醇、甲醇、吡啶、乙酸，难溶于冷水，也易溶于稀碱液，并显蓝色荧光。

R=H 七叶内酯
R=Glc 七叶苷

二、基本原理

利用七叶内酯与七叶苷均易溶于乙醇的性质进行提取。再利用七叶内酯具有亲脂性而七叶苷有亲水性，用乙酸乙酯从水液中将七叶内酯萃取出来而与七叶苷分离。利用荧光性和内酯环的性质进行鉴别。

三、实训材料

1. 试剂药品

秦皮、七叶内酯对照品、七叶苷对照品、乙醇、三氯甲烷、甲酸甲酯、甲醇、乙酸乙酯、盐酸羟胺、盐酸、三氯化铁、氢氧化钠、甲苯、无水硫酸钠。

2. 仪器设备及耗材

电子天平、索氏提取器、小型粉碎机、循环水真空泵、分液漏斗、冷凝管、旋转蒸发仪、布氏漏斗、抽滤瓶、三用紫外灯、硅胶 G 薄层板、烧杯、试管、展开槽、恒温水浴锅、pH 试纸、滤纸。

四、实训方法

（一）提取与分离

秦皮粗粉 150g 置索氏提取器，乙醇 400mL，提取 10h 左右，减压回收乙醇，得浓缩物。浓缩物用 80mL 蒸馏水加热溶解，加等体积三氯甲烷萃取 2 次，除去非极性杂质。水液挥发去除残留的三氯甲烷，加等体积的乙酸乙酯萃取 2 次合并萃取液。水液浓缩至析晶滤过，甲醇重结晶得七叶苷。乙酸乙酯液加无水硫酸钠脱水，减压回收，残留物用甲醇溶解，适当浓缩后放置过夜析晶滤过，甲醇重结晶得七叶内酯。提取分离流程见图 3-7。

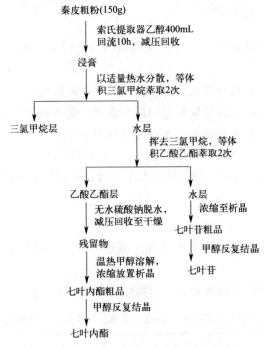

图 3-7 秦皮中香豆素成分提取分离流程图

(二) 鉴定

1. 荧光实验

取七叶内酯和七叶苷的甲醇溶液分别滴 1 滴于滤纸上，待晾干后在紫外灯下观察荧光颜色；然后在原斑点上滴加 1 滴 NaOH 溶液，待晾干后再观察荧光有何变化。

2. 异羟肟酸铁实验

取七叶内酯和七叶苷分别置于试管中，加入盐酸羟胺甲醇溶液 2～3 滴，再加 1% NaOH 溶液 2～3 滴，在水浴中加热数分钟，至反应完全，冷却，再用盐酸调 pH3～4，加 1% $FeCl_3$ 试剂 1～2 滴，溶液由红变为紫红色。

3. 薄层色谱

吸附剂：硅胶 G 板。

点样：提取的七叶内酯、七叶苷的乙醇溶液和对照品的乙醇溶液。

展开剂：甲苯-甲酸甲酯-甲酸 (5∶4∶1)。

展开方式：预饱和后，上行展开。

显色：置紫外光灯下检视斑点的荧光。

观察记录：记录图谱及斑点颜色。

五、实训说明及注意事项

1. 商品秦皮混杂品种较多，有些伪品中不含香豆素，因此在选择原料时应注意鉴定真伪。
2. 萃取过程应注意避免乳化，宜轻轻沿一个方向振摇。
3. 加无水硫酸钠的目的是脱水，因此，盛放乙酸乙酯的容器应干燥。
4. 残留物用温热甲醇溶解时，要在通风橱中进行。
5. 使用分液漏斗时要注意，用三氯甲烷与水萃取时，分液漏斗下口活塞要用甘油淀粉糊做润滑剂；当用乙酸乙酯与水萃取时，要用凡士林做润滑剂。

六、实训思考

1. 在纸色谱图谱上出现两个主要荧光斑点，试判断哪个是七叶苷？哪个是七叶内酯？为什么？
2. 如何用最简便的方法确定天然药物中有香豆素类成分？

秦皮中七叶苷和七叶内酯的提取、分离与鉴定评分表

项目	评分标准	分值	得分	备注
着装	服装合适，规范整洁	5		
实训态度	实训前积极预习、做好准备工作；实训时认真负责、团队协作性好；实训后及时完成报告	10		
称重、粉碎	粉碎操作合理；正确操作电子天平，药品称量准确，注意节约试药用量	5		
索氏提取	试剂溶液量取、添加正确；正确搭建索氏提取回流装置和操作；旋转蒸发仪使用和溶剂回收正确	15		
萃取分离、纯化	试剂溶液量取、添加正确；分液漏斗使用和萃取操作正确；正确干燥化学试剂；重结晶法操作、溶剂回收正确	25		
鉴定	化学鉴定操作正确，薄层点样、展开、显色及观察正确	10		
实验过程记录	准确记录实验实训过程数据、现象和结果	5		
实训室管理、卫生与使用记录	仪器清洗、摆放；废液入桶；实训室卫生；水、电、窗关闭；实训室使用记录情况	10		
实训报告	报告内容完整度和正确性；数据可靠性；结果和结论的合理性；页面整洁性	15		
总分				
实践反思				

任务 2　补骨脂中补骨脂素和异补骨脂素的提取、分离与鉴定

实训目标

知识目标
1. 了解补骨脂的来源及资源分布。
2. 熟悉补骨脂素和异补骨脂素等主要成分的结构类型、特点。
3. 掌握补骨脂素和异补骨脂素等主要成分及理化性质。
4. 掌握氧化铝柱色谱基本知识。

能力目标
1. 能依据补骨脂素和异补骨脂素的理化性质，运用超声法、色谱法和重结晶法进行提取、分离与纯化。
2. 能够运用薄层色谱和化学法鉴定补骨脂素和异补骨脂素。
3. 学会氧化铝柱色谱操作与应用。

一、概述

1. 补骨脂来源及作用

补骨脂为豆科植物补骨脂 *Psoralea corylifolia* L. 的干燥成熟果实。全国各地多有栽培，主产自四川、河南、陕西、安徽等省。性味辛、苦，温。归肾、脾经。功效：温肾助阳，纳气平喘，温脾止泻；外用消风祛斑等。主治肾阳不足，阳痿遗精，遗尿尿频，腰膝冷痛，肾虚作喘，五更泄泻；外用治白癜风，斑秃。

2. 主要化学成分及性质

补骨脂中含有多种呋喃香豆素类成分，主要有补骨脂素、异补骨脂素等。补骨脂素和异补骨脂素是补骨脂抗白癜风的主要有效成分，具有光敏性质。

补骨脂素，又称补骨脂内酯，分子式 $C_{11}H_6O_3$，分子量 186.16。无色针状结晶（乙醇），熔点 189～190℃，有挥发性。溶于甲醇、乙醇、苯、三氯甲烷、丙酮；微溶于水、乙醚和石油醚。

异补骨脂素，又名异补骨脂内酯，分子式 $C_{11}H_6O_3$，分子量 186.16。无色针状结晶（乙醇），熔点 137～138℃，有挥发性。溶于甲醇、乙醇、丙酮、苯、三氯甲烷，微溶于水、乙醚，难溶于冷石油醚。

补骨脂素　　　　　异补骨脂素

二、实训原理

根据补骨脂素和异补骨脂素在乙醇中溶解度大，水中溶解度小的性质，用乙醇从中药补骨脂中提取补骨脂素及异补骨脂素，并用活性炭脱色，最后利用两者的极性差异，通过氧化铝柱色谱法予以分离。

三、实训材料

1. 试剂药品

补骨脂药材、补骨脂素和异补骨脂素对照品、中性氧化铝、活性炭、乙醇、甲醇、乙酸乙酯、三氯甲烷、盐酸羟胺、盐酸、三氯化铁、氢氧化钠、石油醚。

2. 仪器设备及耗材

超声波提取器、电热恒温干燥箱、玻璃色谱柱、圆底烧瓶、冷凝管、旋转蒸发仪、布氏漏斗、电子天平、小型粉碎机、抽滤瓶、三用紫外灯、硅胶 G 薄层板、烧杯、展开槽、恒温水浴锅、pH 试纸、滤纸。

四、实训方法

1. 超声法提取

补骨脂粗粉 20g，加入圆底烧瓶，50％乙醇 160ml，置于超声清洗器，频率 26.5kHz，提取 50min，提取 3 次，合并滤液，回收乙醇至无醇味，放置过夜，弃去上清液，得棕黑色黏稠物。将棕黑色黏稠物加 20 倍量甲醇分 4 次回流，每次 15min，趁热抽滤，合并滤液，浓缩至小体积，放置析晶，滤取结晶，80℃干燥即得补骨脂素粗品，称重。

2. 精制

将上述粗品加甲醇，按 3∶100 的比例溶解，加少许活性炭，回流 10min，趁热抽滤，滤液放冷析晶，滤取结晶，少量甲醇淋洗，80℃以下干燥即得补骨脂素精品。

3. 补骨脂素和异补骨脂素的分离

取色谱用中性氧化铝 40g，装于直径 16mm×300mm 的色谱柱中。取补骨脂素精品甲醇液约 1～2mL，加样，以石油醚-乙酸乙酯（1∶2）作洗脱剂，洗脱，每 20mL 为一流分，每份回收溶剂后，用薄层板检查，同对照品对比，于紫外光灯下观察荧光与颜色。具体流程见图 3-8。

4. 鉴定

（1）颜色反应

① 异羟肟酸铁反应　取少量补骨脂素精品，置于试管中，加入 7％盐酸羟胺甲

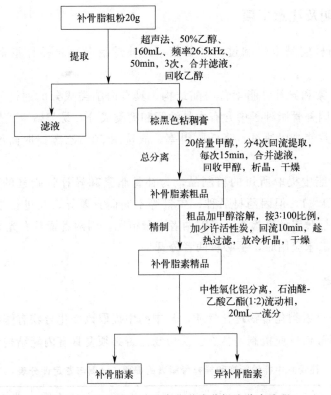

图 3-8 补骨脂中香豆素化学成分提取分离流程

醇溶液 2～3 滴，再加 10％氢氧化钾甲醇溶液 2～3 滴，于水浴上加热数分钟，冷却，用盐酸调 pH 至 3～4，加 1％三氯化铁试剂 1～2 滴，观察溶液颜色。

② 开环闭环试验　取少许样品加稀氢氧化钠溶液 1～2mL，加热，观察现象；再加稀盐酸试液几滴，观察所产生现象。

③ 荧光　取少许样品溶于三氯甲烷中，用毛细管点于滤纸上，于紫外光灯下观察荧光与颜色。

(2) 薄层色谱鉴定

薄层板：硅胶 G-CMC-Na 板。

点样：补骨脂素精品乙醇液、干柱色谱分得的两样品乙醇液、补骨脂素对照品乙醇液及异补骨脂素对照品乙醇液。

展开剂：石油醚-乙酸乙酯（2∶3）。

展开方式：上行展开。

显色：在紫外光灯（365nm）下观察荧光斑点。

观察记录：记录图谱，计算 R_f 值。

五、实训说明及注意事项

1. 提取药材应是未炮制过的补骨脂，其补骨脂素和异补骨脂素等成分含量较高。

2. 补骨脂素和异补骨脂素含内酯结构，具有内酯类成分的通性，可用碱提酸沉法提取，但因补骨脂种子中含有大量油脂和糖类成分，易与碱水发生皂化反应和形成胶状物，致使难以滤过，降低收得率，故选用50％乙醇提取而不用碱溶酸沉法提取。

3. 由补骨脂中提取所得的精制品，为补骨脂素和异补骨脂素的混合物结晶，两者含量近于1∶1，但因药材品种、质量等不同而有差异。在进行干柱色谱分离之前，应先进行薄层色谱检查，了解两者含量情况。因两者皆具有光敏作用，均为有效成分，故临床应用时，不必将两者分开。

六、实训思考

1. 根据香豆素类化合物理化性质，从中药中提取该类化合物有哪些方法？
2. 异羟肟酸铁反应机制是什么？反应物是否必须要具有内酯结构？

补骨脂中补骨脂素和异补骨脂素的提取、分离与鉴定评分表

项目	评分标准	分值	得分	备注
着装	服装合适，规范整洁	5		
实训态度	实训前积极预习、做好准备工作；实训时认真负责、团队协作性好；实训后及时完成报告	10		
称重、粉碎	粉碎操作合理；正确操作电子天平，药品称量准确，注意节约试药用量	5		
超声法、回流法提取	试剂溶液量取、添加正确；正确使用超声提取器；正确搭建回流装置和操作；旋转蒸发仪使用和溶剂回收正确	20		
柱色谱单体分离	试剂溶液量取、添加正确；氧化铝处理、装柱、上样和洗脱分离正确；旋转蒸发仪使用和溶剂回收、干燥正确	20		
鉴定	理化鉴定操作正确，薄层点样、展开、显色及观察正确	10		
实验过程记录	准确记录实验实训过程数据、现象和结果	5		
实训室管理、卫生与使用记录	仪器清洗、摆放；废液入桶；实训室卫生；水、电、窗关闭；实训室使用记录情况	10		
实训报告	报告内容完整度和正确性；数据可靠性；结果和结论的合理性；页面整洁性	15		
总分				
实践反思				

任务 3　蛇床子中蛇床子素和欧前胡素的提取、分离与鉴定

实训目标

知识目标

1. 了解蛇床子的来源及资源分布。
2. 熟悉蛇床子素和欧前胡素等主要成分的结构类型、特点。
3. 掌握蛇床子素和欧前胡素等主要成分及理化性质。

能力目标

1. 能依据蛇床子素和欧前胡素的理化性质，运用浸渍法、萃取法、重结晶法进行提取、分离与纯化。
2. 能够运用薄层色谱和化学法鉴定蛇床子素和欧前胡素等香豆素类成分。

一、概述

1. 蛇床子来源及作用。

本品为伞形科植物蛇床 *Cnidium monnieri*（L.）Cuss. 的干燥成熟果实。全国大部分地区均有分布，主产自河北、山东、安徽、江苏、浙江等地。性味温，苦；有小毒。归肾经。功效：燥湿祛风，杀虫止痒，温肾壮阳。用于阴痒带下，湿疹瘙痒、湿痹腰痛、肾虚阳痿、宫冷不孕。

2. 主要化学成分及性质

蛇床子主要含有香豆素类和挥发油成分。蛇床子素、欧前胡素等为香豆素类成分。挥发油含量1.3%，主要含有蒎烯、莰烯、异戊酸龙脑酯、异龙脑等。

蛇床子素又称甲氧基欧芹酚、欧芹酚甲醚，分子式 $C_{15}H_{16}O_3$，分子量244.29，棱柱状结晶（乙醚）、针状结晶（稀乙醇），熔点83～84℃，沸点145～150℃。溶于碱溶液、甲醇、乙醇、三氯甲烷、丙酮、乙酸乙酯和沸石油醚等，不溶于水和石油醚。

欧前胡素也称为欧芹属素乙、前胡内酯、白芷乙素。分子式 $C_{16}H_{14}O_4$，分子量270.27。棱柱结晶（乙醚）、长细针结晶（热水），熔点102℃。不溶于水，微溶于沸水，易溶于三氯甲烷，溶于苯、乙醇、乙醚、石油醚和碱性氢氧化物。

蛇床子素　　　　　　欧前胡素

二、实训原理

本实验是根据蛇床子中的蛇床子素、欧前胡素均能溶于乙醇，可用乙醇浸渍法将两者提取出来，然后利用两者亲水性不同进行分离。

三、实训材料

1. 试剂药品

蛇床子药材、欧前胡素和蛇床子素对照品、乙醇、石油醚、无水乙醇、碳酸钠、重氮对硝基苯胺。

2. 仪器设备

电热恒温干燥箱、烧杯、搪瓷盆、电子天平、分液漏斗、圆底烧瓶、冷凝管、水浴锅、硅胶G薄层板、紫外光灯、旋转蒸发仪、循环水真空泵、抽滤瓶、布氏漏斗。

四、实训方法

1. 提取分离

蛇床子粗粉250g置搪瓷盆或2000mL烧杯中，5倍量的乙醇浸渍6~10h，提取2次，合并提取液，减压回收乙醇，趁热分离油层和水层。水层放置后出现凝固，然后用少量温热乙醇溶解，放置析晶。得结晶后用无水乙醇反复重结晶，得欧前胡素。油层用石油醚反复萃取，放置至析晶后用无水乙醇反复重结晶，得蛇床子素。具体见流程图3-9。

2. 鉴定

（1）荧光　蛇床子乙醇提取液数滴，点于白瓷板上，置紫外灯（254nm）下观察。

（2）重氮对硝基苯胺反应　蛇床子乙醇提取液2mL，加等量的3%碳酸钠溶液，置水浴中加热5min，放冷，再加新制的重氮对硝基苯胺试液1~2滴，观察颜色变化。

（3）蛇床子中香豆素成分的薄层鉴定

吸附剂：硅胶G薄层板

样品：蛇床子提取物1%乙醇溶液

对照品：1%蛇床子素标准品乙醇液；1%欧前胡素标准品乙醇液

展开剂：甲苯-乙酸乙酯-正己烷（3∶3∶2）

显色：紫外灯（365nm）下检视。供试品色谱中，在与对照品色谱相应的位置上，显相同颜色的荧光斑点。

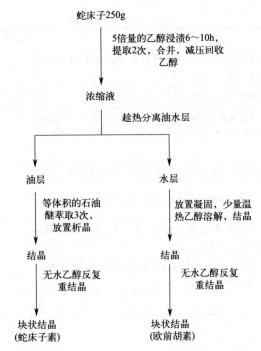

图 3-9 蛇床子中蛇床子素、欧前胡素提取分离流程图

五、实训说明及注意事项

1. 提取蛇床子中化学成分，减压浓缩时，回收乙醇不宜过干，否则影响提取效果。

2. 用石油醚萃取蛇床子素时两相溶剂萃取法操作时应将分液漏斗轻轻旋转摇动，不要用力振摇，可适当延长振摇时间，以免产生乳化现象。

六、实训思考

1. 蛇床子素和欧前胡素在结构和性质上有何异同点？实验过程中，如何利用它们的共性和个性？怎样提取和分离？

2. 通过提取分离蛇床子中的蛇床子素和欧前胡素，试述减压浓缩法的原理是什么。操作时要注意哪些问题？

3. 如何利用薄层色谱法判断提取分离的结果？

蛇床子中蛇床子素和欧前胡素的提取、分离与鉴定评分表

项目	评分标准	分值	得分	备注
着装	服装合适，规范整洁	5		
实训态度	实训前积极预习、做好准备工作；实训时认真负责、团队协作性好；实训后及时完成报告	10		

续表

项目	评分标准	分值	得分	备注
称重、粉碎	粉碎操作合理;正确操作电子天平,药品称量准确,注意节约试药用量	5		
浸渍法提取	试剂溶液量取、添加正确;浸渍法操作正确	15		
萃取法、重结晶法提取、分离及纯化	试剂溶液量取、添加正确;分液漏斗使用和萃取操作正确;重结晶法操作和溶剂回收正确;减压过滤、干燥操作正确	25		
鉴定	理化鉴定操作正确,薄层点样、展开、显色及观察正确	10		
实验过程记录	准确记录实验实训过程数据、现象和结果	5		
实训室管理、卫生与使用记录	仪器清洗、摆放;废液入桶;实训室卫生;水、电、窗关闭;实训室使用记录情况	10		
实训报告	报告内容完整度和正确性;数据可靠性;结果和结论的合理性;页面整洁性	15		
总分				
实践反思				

项目四
蒽醌类成分提取、分离与鉴定技术

任务1 大黄中蒽醌类成分的提取、分离与鉴定

✱ 实训目标

知识目标：
1. 了解大黄的来源及资源分布。
2. 熟悉大黄中蒽醌类主要成分的结构类型、特点。
3. 掌握大黄中蒽醌类主要化学成分及理化性质。
4. 掌握 pH 梯度法的基本知识。

能力目标：
1. 能根据大黄酸等蒽醌类化学成分的理化性质，运用酸水解、回流法、萃取法提取、分离与纯化。
2. 能利用显色反应、纸色谱、薄层色谱鉴定蒽醌类成分。
3. 学会 pH 梯度萃取法应用和操作。

一、概述

1. 大黄来源及作用

大黄来源于蓼科植物掌叶大黄（*Rheum palmatum* L.）、唐古特大黄（*Rheum tanguticum*）或药用大黄（*Rheum officinale*）的干燥根及根茎。主产于青海、甘肃和四川等地。性味苦，寒。归脾、胃、大肠、肝、心包经。功效：泻下攻积，清热泻火，凉血解毒，逐瘀通经，利湿退黄。用于实热积滞便秘，血热吐衄，目赤咽肿，痈肿疔疮，肠痈腹痛，瘀血经闭，产后瘀阻，跌打损伤，湿热痢疾，黄疸尿赤，淋证，水肿；外治烧烫伤。

2. 主要化学成分及性质

大黄中含有多种羟基蒽醌类化合物，它们在植物中主要以苷的形式存在，总含量为 2%~5%，大黄中主要的羟基蒽醌类化合物有大黄酚、大黄素、大黄酸、大

黄素甲醚、芦荟大黄素及其苷类。

大黄酚为金黄色片状结晶（乙醇或苯），熔点196～197℃，能升华，可溶于丙酮、乙醚、三氯甲烷、甲醇、乙醇、热苯和氢氧化钠水溶液，微溶于石油醚、乙醚，不溶于水、碳酸钠和碳酸氢钠水溶液。

大黄素为橙黄色针状结晶（乙醇或冰乙酸），熔点256～257℃，能升华，易溶于稀氨水、碳酸钠和氢氧化钠水溶液，可溶于乙醇、丙酮，在乙醚、三氯甲烷、苯、四氯化碳、二硫化碳等溶剂中溶解度较小，几乎不溶于水。

大黄酸为黄色针状结晶（升华法），熔点321～322℃，330℃分解，易溶于碱水液、吡啶，微溶于乙醇、丙酮、乙醚、三氯甲烷、苯、石油醚，几乎不溶于水。

大黄素甲醚为砖红色针状结晶（苯），熔点203～207℃，能升华，溶解性质与大黄酚相似。

芦荟大黄素为橙黄色针状结晶（甲苯），熔点223～224℃，能升华，可溶于乙醚、热乙醇、苯、稀氨水、碳酸钠和氢氧化钠水溶液。

二、实训原理

大黄中羟基蒽醌类化合物多数以苷的形式存在，故先用稀硫酸溶液把蒽醌苷水解成苷元，而苷元成分能溶于三氯甲烷，采用三氯甲烷提取，又利用羟基蒽醌类化合物酸性强弱不同，用pH梯度法进行分离。具有羧基或多个β位酚羟基的蒽醌可溶于5%碳酸氢钠溶液；具有一个β位酚羟基的蒽醌可溶于5%碳酸钠溶液，只具有α位酚羟基的蒽醌，酸性弱，只溶于氢氧化钠溶液。

三、实训材料

1. 试剂药品

大黄药材、大黄酸等三种蒽醌对照品、三氯甲烷、浓硫酸、浓盐酸、冰乙酸、苯、乙酸乙酯、碳酸钠、碳酸氢钠、氢氧化钠、氢氧化钾、乙酸镁试剂、硅胶G、凡士林。

2. 仪器设备及耗材

电子天平、电热恒温干燥箱、小型粉碎机、抽滤瓶、布氏漏斗、圆底烧瓶、冷凝管、分液漏斗、烧杯、量筒、恒温水浴锅、旋转蒸发仪、紫外灯、喷瓶、展开槽、滤纸、广谱pH试纸。

四、实训方法

1. 水解、提取

大黄粗粉50g，置于1000mL的圆底烧瓶，加入20%硫酸100mL，三氯甲烷

250mL，水浴回流，水解并使游离蒽醌转入有机溶剂中，完成后转移到分液漏斗，除去酸水液，加适量蒸馏水萃取一次，得三氯甲烷液。

2. pH 梯度法分离游离蒽醌

（1）大黄酸的分离　将含有总游离蒽醌的三氯甲烷液 250mL 移至 1000mL 的大分液漏斗中，加 5% $NaHCO_3$ 溶液振摇萃取 3 次，每次 125mL，静置至彻底分层，放出三氯甲烷液后，倒出碱水液合并于烧杯中，加 HCl 酸化至 pH=3，待黄色沉淀析出完全后，过滤、干燥，干燥后的样品加冰乙酸 10mL 加热使溶解，趁热过滤，滤液静置，析出黄色针晶为大黄酸，过滤即得纯品。

（2）大黄素的分离　将提过大黄酸的三氯甲烷液继续移至分液漏斗中，用 5% Na_2CO_3 溶液同样振摇萃取 3 次，每次 125mL，合并碱水层，并用 HCl 酸化至 pH=3，析出棕黄色沉淀，过滤，沉淀经干燥后，用 10mL 冰乙酸加热使溶，趁热过滤，析出橙色大针晶，过滤后，即得大黄素纯品。

（3）芦荟大黄素的分离　余下三氯甲烷液移至分液漏斗后，加 5% $NaCO_3$：5%NaOH(9:1) 碱水液 125mL 或用 0.5%NaOH 125mL 振摇萃取 3 次，碱水液加 HCl 酸化，析出的沉淀过滤干燥，用 10mL 乙酸乙酯重结晶，得黄色针晶的芦荟大黄素纯品。

三种游离蒽醌提取、分离流程见图 3-10。

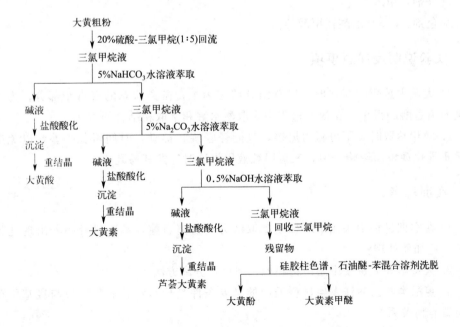

图 3-10　大黄中游离蒽醌的提取分离流程图

3. 鉴定

(1) 碱液试验　分别取各蒽醌化合物结晶少许，置试管中，加 1mL 乙醇溶解，加数滴 5％氢氧化钾试剂振摇，溶液呈红色。

(2) 乙酸镁试验　分别取各蒽醌化合物结晶少许，置试管中，加 1mL 乙醇溶解，加数滴 0.5％乙酸镁试剂，产生橙、红、紫等颜色。

(3) 薄层鉴定

吸附剂：硅胶 CMC-Na 薄层板。

样品：各蒽醌成分的 1％三氯甲烷溶液。

对照品：1％大黄酸三氯甲烷溶液；1％大黄素三氯甲烷溶液；1％芦荟大黄素三氯甲烷溶液。

展开剂：苯-乙酸乙酯（8∶2）；苯-甲醇（8∶1）。

显色：氨熏后观察或喷 5％氢氧化钾溶液后观察。

(4) 纸色谱鉴定

支持剂：新华色谱滤纸（中速，20cm×7cm）。

样品：各蒽醌成分 1％三氯甲烷溶液。

对照品：1％大黄酸三氯甲烷溶液；1％大黄素三氯甲烷溶液；1％芦荟大黄素三氯甲烷溶液。

展开剂：甲苯。

显色剂：0.5％乙酸镁甲醇溶液。

五、实验说明及注意事项

1. 大黄中蒽醌的存在形式以苷结合状态为主，游离状态的仅占小部分，为了提高游离蒽醌的得率，在提取过程中采取酸水解和萃取相结合的方法。

2. 两相萃取时，不可猛力振摇，只能轻轻旋转摇动，时间可长一些，以免造成严重乳化现象而影响分层，三氯甲烷液用水洗时，尤其易乳化。

六、实训思考

1. 在实训过程中采用 pH 梯度萃取法分离游离蒽醌，萃取过程中若出现乳化现象，应如何处理？

2. 大黄酚和大黄素甲醚结构相似，请设计分离方法。

3. 蒽醌类与乙酸镁发生显色反应的必要条件是什么？其显色反应与羟基所在的位置有何关系？

4. 实训中应注意哪些安全问题？

大黄中游离蒽醌的提取、分离与鉴定评分表

项目	评分标准	分值	得分	备注
着装	服装合适,规范整洁	5		
实训态度	实训前积极预习、做好准备工作;实训时认真负责、团队协作性好;实训后及时完成报告	10		
称重、粉碎	粉碎操作合理;正确操作电子天平,药品称量准确,注意节约试药用量	5		
酸水解、回流法提取	试剂溶液量取、添加正确;加酸水解操作正确;正确搭建回流装置和操作;旋转蒸发仪使用和溶剂回收正确	15		
pH 梯度萃取法单体分离	试剂溶液量取、添加正确;分液漏斗使用和萃取操作正确;正确酸化;减压装置和过滤操作正确;正确干燥	20		
鉴定	理化鉴定操作正确,正确薄层和纸色谱点样、展开、显色及观察	15		
实验过程记录	准确记录实验实训过程数据、现象和结果	5		
实训室管理	仪器清洗、摆放;废液入桶;实训室卫生;水、电、窗关闭;实训室使用记录情况	10		
实训报告	报告内容完整度和正确性;数据可靠性;结果和结论的合理性;页面整洁性	15		
总分				
实践反思				

任务 2　虎杖中蒽醌类成分的提取、分离与鉴定

✱ 实训目标

知识目标:

1. 了解虎杖的来源及资源分布。

2. 熟悉大黄素、大黄酚、大黄素甲醚等主要成分的结构类型、特点。

3. 掌握虎杖中蒽醌类主要成分及理化性质。

能力目标:

1. 能根据大黄素、大黄酚、大黄素甲醚等的理化性质,运用回流法提取。

2. 能根据大黄素、大黄酚、大黄素甲醚等的酸性的差异采用 pH 梯度萃取法分离。

3. 能利用显色反应、薄层色谱鉴定蒽醌类成分。

一、概述

1. 虎杖来源及作用

虎杖为蓼科植物虎杖（*Polygonum cuspidatum* Sieb. et Zucc.）的根及根茎。别名花斑竹。我国大部分地区有产，主产于江苏、江西、山东、四川等地。性味微苦，微寒。归肝、胆、肺经。功效：利湿退黄，清热解毒，散瘀止痛，止咳化痰。用于黄疸，淋浊，带下，风湿痹痛，痈肿疮毒，水火烫伤，经闭，癥瘕，跌打损伤，肺热咳嗽。

2. 主要化学成分及性质

虎杖中含有较多的羟基蒽醌类成分，主要有大黄素、大黄酚、大黄素甲醚及其苷等。此外，尚含非蒽醌成分，主要是二苯乙烯类成分，如白藜芦醇葡萄糖苷（又称虎杖苷、云杉新苷），还有 β-谷甾醇、鞣质等成分。

白藜芦醇葡萄糖苷分子式为 $C_{20}H_{22}O_8$，分子量是 390.38，熔点 223～226℃（分解）。为无色针状结晶，易溶于甲醇、乙醇、丙酮、热水，可溶于乙酸乙酯、碳酸钠和氢氧化钠溶液，微溶于冷水，难溶于乙醚。

白藜芦醇　　R→H
白藜芦醇葡萄糖苷　　R→Glc

二、实训原理

羟基醌类化合物及二苯乙烯类成分，均可溶于乙醇中，故可用乙醇提取。羟基蒽醌类化合物易溶于乙醚等弱极性溶剂，白藜芦醇苷在乙醚中溶解度很小，利用它们对乙醚的溶解性差异使羟基蒽醌类化合物与白藜芦醇苷分离，再利用各羟基蒽醌类结构上的不同酸性，用 pH 梯度萃取法分离。

三、实训材料

1. 试剂药品

虎杖药材、大黄素、大黄酚和大黄素甲醚对照品、乙醇、乙醚、三氯甲烷、盐酸、丙酮、苯、乙酸乙酯、碳酸钠、碳酸氢钠、氢氧化钠、乙酸镁、硅胶 G。

2. 仪器设备及耗材

电子天平、小型粉碎机、循环水真空泵、电热恒温干燥箱、布氏漏斗、抽滤瓶、圆底烧瓶、冷凝管、分液漏斗、烧杯、锥形瓶、量筒、喷瓶、恒温水浴锅、旋转蒸发仪、紫外灯、玻璃薄层板、展开槽、广谱 pH 试纸、纱布、滤纸。

四、实训方法

1. 乙醇总提取物的制备

取虎杖粗粉 150g，于 1000mL 圆底烧瓶中回流，第一次加 500mL 乙醇回流 1.5h，第二次和第三次均加 300mL 乙醇回流 1h，合并三次乙醇提取液，放置，如有沉淀可过滤一次，滤液减压回收乙醇至无醇味，得膏状物。

2. 分离

（1）亲脂性成分与亲水性成分的分离　将上述膏状物加水 30mL，乙醚 20mL 充分振摇后放置，将乙醚液倾倒于 500mL 三角瓶中（水层不可倒出），以后重复操作，每次乙醚 10mL，至水层近无色，合并乙醚液即为含总游离蒽醌的成分，乙醚提取过的剩余物中含水溶性成分。

（2）亲脂性成分分离

① 强酸性成分的分离　将上述含总游离蒽醌的乙醚液置 250mL 分液漏斗中，加 5% 碳酸氢钠水溶液 10mL 萃取（测 5% 碳酸氢钠 pH 值），放置使充分分层，若提取过程中乙醚挥发可补充，分出碱水溶液同法提取 4~5 次，合并碱水提取液，在搅拌下缓缓滴加盐酸调至 pH 为 2，注意观察颜色变化，稍放置即可析出沉淀，抽滤，用水洗涤沉淀至中性，将沉淀置于表面器上干燥，得强酸性成分。

② 中等酸性成分分离　碳酸氢钠萃取过的乙醚液用 5% 碳酸钠溶液（测 5% 碳酸钠水溶液的 pH 值）萃取 4~5 次，每次 10mL。合并 5% 碳酸钠萃取液，加盐酸调 pH 为 2，放置，抽滤，水洗沉淀至中性，干燥称重。以丙酮或甲醇重结晶。

③ 弱酸性成分分离　碳酸钠溶液萃取后的乙醚液用 1% 氢氧化钠溶液萃取 4~5 次，每次 10mL。合并 1% 氢氧化钠萃取液，加盐酸调 pH 为 3，放置，抽滤，水洗沉淀至中性，干燥称重。可用甲醇-三氯甲烷或苯-三氯甲烷（1∶1）重结晶，得到大黄酚和大黄素 6-甲醚混合物。提取分离流程见图 3-11。

3. 鉴定

（1）显色反应　将上述分离得到的不同酸性成分取少许加 1mL 乙醇溶解，分别做下列试验，观察颜色变化。

① 碱液反应　加数滴 10% 氢氧化钠溶液，观察颜色变化，羟基蒽醌应显红色。

② 乙酸镁试验　滴加 0.5% 乙酸镁乙醇溶液，观察颜色变化，羟基蒽醌应显橙红色。

（2）薄层色谱鉴别

样品：上述分离得到的不同酸性成分各少许，分别加少量乙醚溶解，制成样品溶液。

对照品：大黄素、大黄酚、大黄素甲醚的乙醚溶液。

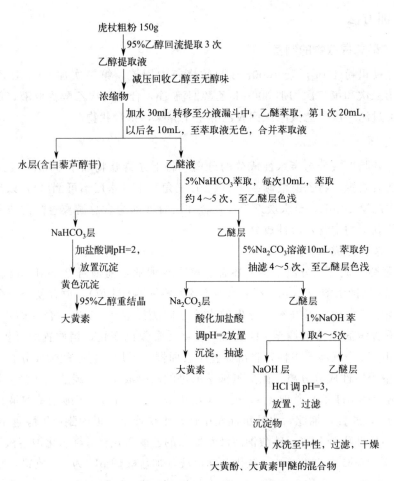

图 3-11 虎杖黄中游离蒽醌的提取分离流程图

薄层板：硅胶 CMC-Na 板

展开剂：石油醚-乙酸乙酯（8：2）

显色剂：在可见光下观察，记录黄色斑点的位置，然后，再用浓氨水熏，斑点显红色。

五、实训说明及注意事项

1. 碱水与乙醚萃取的时候，要注意防止乳化，影响成分分离。

2. 本实训多次使用乙醚，因此要特别注意防火安全，绝对禁止在有明火的情况下，使用乙醚。

3. 大黄酚和大黄素甲醚二者的分离比较困难，可以采用磷酸氢钙柱色谱分离，以石油醚洗脱，先被洗脱下来的黄色带，以甲醇重结晶可得大黄酚，后被洗脱下来黄色带以甲醇重结晶可得到大黄素-6-甲醚。

六、思考题

1. 羟基蒽醌类成分具有哪些性质？根据它的性质，说明提取与分离的原理。
2. 大黄素的碱液反应和乙酸镁反应的原理是什么？
3. 在水与亲脂性有机溶剂萃取时，样品中为什么不能有醇？仔细体会乙醇提取液减压回收乙醇至无醇味的含义。

虎杖中游离蒽醌的提取、分离与鉴定评分表

项目	评分标准	分值	得分	备注
着装	服装合适，规范整洁	5		
实训态度	实训前积极预习、做好准备工作；实训时认真负责、团队协作性好；实训后及时完成报告	10		
称重、粉碎	粉碎操作合理；正确操作电子天平，药品称量准确，注意节约试药用量	5		
回流法提取	试剂溶液量取、添加正确；正确搭建回流装置和操作；旋转蒸发仪使用和溶剂回收正确	20		
pH梯度萃取法单体分离	试剂溶液量取、添加正确；分液漏斗使用和萃取操作正确；正确酸化；减压装置和过滤操作正确；正确干燥	20		
鉴定	理化鉴定操作正确，薄层点样、展开、显色及观察正确	10		
实验过程记录	准确记录实验实训过程数据、现象和结果	5		
实训室管理	仪器清洗、摆放；废液入桶；实训室卫生；水、电、窗关闭；实训室使用记录情况	10		
实训报告	报告内容完整度和正确性；数据可靠性；结果和结论的合理性；页面整洁性	15		
总分				
实践反思				

项目五

黄酮类成分提取、分离与鉴定技术

任务1 槐米中芦丁的提取、分离与鉴定

实训目标

知识目标

1. 了解槐米的来源及资源分布。
2. 熟悉芦丁、槲皮素等主要成分的结构类型、特点。
3. 掌握芦丁、槲皮素等主要成分及理化性质。

能力目标

1. 依据芦丁、槲皮素的理化性质，运用煎煮法、碱溶酸沉法和结晶法进行提取、分离与纯化。
2. 根据黄酮苷的性质掌握黄酮苷的酸水解操作。
3. 能够运用纸色谱、聚酰胺色谱和化学法鉴定芦丁、槲皮素。

一、概述

1. 槐米来源及作用

槐米为豆科植物槐 *Sophora japonica* L. 的干燥花蕾。中国各地区均产，多产自黄土高原和华北平原。性味苦，微寒。归肝、大肠经。功效：凉血止血，清肝泻火。用于治疗痔疮、子宫出血、吐血、鼻出血、肝热目赤、头痛眩晕等。

2. 主要化学成分及性质

槐米中含有芦丁、槲皮素、槐米甲素、槐米乙素、槐米丙素以及皂苷、鞣质、黏液质、树脂等化学成分。其中芦丁（含量高达12%～20%）、槲皮素是主要有效成分。芦丁广泛存在于植物中，现已发现含有芦丁的植物高达七十多种，尤以槐米和荞麦中含量最高。

芦丁，又名芸香苷、维生素P，分子式 $C_{27}H_{30}O_{16}$，淡黄色针状结晶（水），

熔点 177～178℃，无水物熔点 188～190℃。溶解度：冷水中 1∶8000，热水中 1∶200，冷乙醇中 1∶300，热乙醇中 1∶30，冷吡啶中 1∶12，微溶于丙酮、乙酸乙酯，不溶于苯、三氯甲烷、石油醚等溶剂。易溶于碱液，呈黄色，酸化后又析出。可溶于硫酸和盐酸，呈棕黄色，加水稀释又析出。

槲皮素，又名栎精，芦丁的苷元，分子式 $C_{15}H_{10}O_7$，黄色针状结晶（稀乙醇），熔点 313～314℃，无水物熔点 316℃。溶解度：冷乙醇中 1∶290，沸乙醇中 1∶23，可溶于甲醇、乙酸乙酯、吡啶、丙酮等溶剂，不溶于水、乙醚、苯、三氯甲烷、石油醚。

芦丁　　　　　　　　　槲皮素

二、基本原理

芦丁能溶于热水，难溶于冷水，且芦丁分子具有较多酚羟基，显弱酸性，在碱液中易溶，在酸中易析出沉淀，故可采用煎煮法和碱提酸沉法提取芦丁。

三、实训材料

1. 试剂药品

槐米、盐酸、硼砂、石灰乳、硫酸、乙醇、氢氧化钡、正丁醇、乙酸、芦丁标准品、槲皮素标准品、氨水、三氯化铝、α-萘酚、氢氧化钠、碳酸氢钠、碳酸钠、镁粉、苯胺-邻苯二甲酸、乙酸镁、葡萄糖、鼠李糖对照品。

2. 仪器设备及耗材

电子天平、纱布、pH 试纸、新华色谱滤纸、铁研船、电热套、烧杯、量筒、布氏漏斗、抽滤瓶、循环水真空泵、圆底烧瓶、冷凝管、集热式磁力搅拌器、紫外灯。

四、实训方法

（一）芦丁的提取

1. 水提取法

称取槐米 20g，压成粗粉，加沸水 200mL，加热煮沸保持 20min，上清液用四层纱布趁热过滤，残渣同法再操作一次，合并两次滤液，充分静置，待全部析出后，减压抽滤，用蒸馏水洗涤，抽干，得粗品，自然干燥，称重。

2. 碱溶酸沉法

称取槐米 20g，压成粗粉，加入已煮沸 0.4% 硼砂水溶液 200mL，搅拌下加石灰乳调 pH 至 8~9，并保持该 pH 值微沸 20min，随时补充失去的水分，上清液用四层纱布过滤，残渣同样操作再提取一次，合并两次滤液，在 60~70℃，用盐酸调 pH 至 3~4，放置冰箱中析晶，待全部结晶析出后，减压抽滤，用蒸馏水洗涤结晶，抽干，自然干燥，得粗制品，称重。

(二) 芦丁的精制

取粗制芦丁 2g，加蒸馏水 400mL，煮沸至芦丁全部溶解，趁热立即抽滤，冷却后即可析出结晶，抽滤，得芦丁精制品。若结晶色泽呈灰绿色或暗黄色，表示杂质未除尽，可用甲醇或乙醇（参考溶解度加足量溶剂）回流加热溶解，并加入 0.5% 活性炭继续回流 0.5h，抽滤除去炭渣，滤液放冷，待全部结晶析出后，抽滤结晶，自然干燥，得精制品，颜色呈浅黄色，称重。流程见图 3-12。

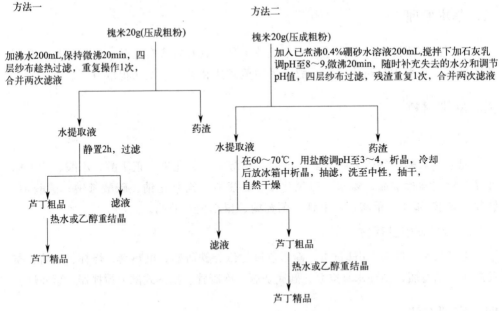

图 3-12 槐米中芦丁的提取分离精制流程

(三) 芦丁的水解

取干燥精制芦丁 1g，研细后置于 250mL 圆底烧瓶中，加入 2% 硫酸 80mL，加热回流 30min，瓶中浑浊液逐渐变为澄清的棕黄色液体，再生成鲜黄色沉淀。放冷沉淀，抽滤，保存滤液（应为澄清无色液体），作为糖的检查，沉淀物为芦丁苷元（槲皮素），用蒸馏水洗至中性，抽干水分，晾干，称量。得粗制槲皮素，再用乙醇重结晶得精制槲皮素。

取芦丁水解后的滤液20mL，加饱和氢氧化钡溶液中和至中性（搅拌下进行），滤去白色的硫酸钡沉淀，滤液浓缩至2～3mL或蒸干后，加2～3mL乙醇溶解，作为糖的供试液。水解流程见图3-13。

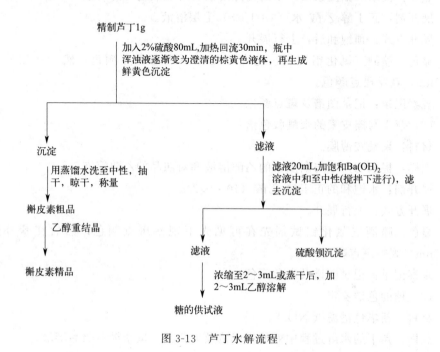

图 3-13　芦丁水解流程

（四）鉴定

1. 呈色反应

取芦丁及槲皮素精品约10mg，各用5mL乙醇溶解，制成样品溶液，按下列方法进行试验，比较苷元和苷的反应情况。

（1）Molish反应　取样品溶液1mL，加10% α-萘酚溶液1mL，振摇后斜置试管，沿管壁滴加0.5mL硫酸，静置，观察并记录液面交界处颜色变化。

（2）盐酸-镁粉反应　将芦丁与槲皮素溶液分别置于两试管中，加入金属镁粉少许，盐酸2～3滴，观察并记录颜色变化。

（3）乙酸镁纸片反应　取两张滤纸条，分别滴两滴芦丁、槲皮素的乙醇溶液，然后各加1%乙酸镁甲醇溶液两滴，于紫外光灯下观察荧光变化，记录现象。

（4）三氯化铝纸片反应　在两张滤纸条上分别滴加芦丁、槲皮素醇溶液后，各加1%三氯化铝乙醇溶液两滴，于紫外光灯下观察荧光变化，记录现象。

(5) 锆-枸橼酸反应　取样品溶液 2 mL，加 2%二氯氧锆甲醇溶液 3～4 滴，观察颜色，然后加入 2%枸橼酸甲醇溶液 3～4 滴，观察并记录颜色变化。

2. 色谱鉴定

(1) 芦丁和槲皮素的纸色谱

材料：新华色谱滤纸（中速）。

点样：提取的槲皮素及芦丁的乙醇溶液和对照品的乙醇溶液。

展开剂：正丁醇-乙酸-水（4∶1∶5）上层溶液。

展开方式：预饱和后，上行展开。

显色：喷洒三氯化铝试剂，先在可见光下观察斑点颜色，然后在紫外灯下（365nm）观察斑点颜色。

观察记录：记录图谱及斑点颜色。

(2) 芦丁与槲皮素的聚酰胺色谱

材料：聚酰胺薄膜。

点样：提取的芦丁与槲皮素的乙醇溶液和对照品的乙醇溶液。

展开剂：水饱和的正丁醇-乙酸（10∶0.2）。

展开方式：上行展开。

显色：喷洒三氯化铝试剂先在可见光下观察斑点颜色，然后在紫外灯下（365nm）观察斑点颜色。

观察记录：记录图谱及斑色颜色。

(3) 糖的色谱鉴定

材料：新华色谱滤纸 NO.2。

点样：芦丁的水解过程中糖的供试液及葡萄糖、鼠李糖对照品溶液。

展开剂：正丁醇-乙酸-水（4∶1∶5）上层溶液。

展开方式：上行展开。

显色：氨性硝酸银试液，喷洒后先用电吹风冷吹至干，再吹热风至出现斑点为止。

观察记录：记录图谱及斑点颜色。

五、实训说明及注意事项

1. 槐米压成粗粉便于有效成分溶出，但也不宜过细；直接采用沸水提取，破坏酶的活性，提高收率。

2. 碱溶酸沉法中使用石灰乳目的有两个：一是调节 pH 值，达到碱性环境，二是石灰乳中的钙离子可以去除多糖类黏液质。但 pH 值不宜大于 10，碱性过强，在加热时可能破坏芦丁结构；同样在酸化时 pH 值不宜小于 2，这容易使芦丁生成盐而溶解。

3. 提取液加 0.4%硼砂溶液目的是与芦丁邻二羟基络合，保护酚羟基不被氧化，同时避免石灰乳中钙离子与芦丁生成难溶于水的络合物，降低收率。

4. 在保持微沸过程中时刻注意补充损失的水分，以及用石灰乳调节 pH 值至 8~9 范围。

5. 选择水或乙醇作为重结晶溶剂依据是两者在不同温度下对芦丁溶解度差异较大。

六、实训思考

1. 芸香苷经硫酸溶液水解后得到槲皮素沉淀，试分析其水解母液加饱和的氢氧化钡水溶液的目的是什么？
2. 试解释芸香苷水解过程中出现的浑浊→澄清→浑浊现象。
3. 为什么用碱溶酸沉法提取芸香苷时，要注意 pH 值的控制？

槐米中芸香苷的提取、分离与鉴定评分表

项目	评分标准	分值	得分	备注
着装	服装合适，规范整洁	5		
实训态度	实训前积极预习、做好准备工作；实训时认真负责、团队协作性好；实训后及时完成报告	10		
称重、粉碎	粉碎操作合理；正确操作电子天平，药品称量准确，注意节约试药用量	5		
煎煮法或碱溶酸沉法提取、分离	试剂溶液量取、添加正确；正确搭建煎煮装置；煎煮和碱溶酸沉操作正确；结晶、过滤和干燥操作正确	15		
重结晶法纯化、酸水解	试剂溶液量取、添加正确；重结晶操作、减压过滤、干燥正确	15		
鉴定	理化鉴定操作正确；薄层和纸色谱点样、展开、显色及观察正确	20		
实训过程记录	准确记录实验实训过程数据、现象和结果	5		
实训室管理	仪器清洗、摆放；废液入桶；实训室卫生；水、电、窗关闭；实训室使用记录情况	10		
实训报告	报告内容完整度和正确性；数据可靠性；结果和结论的合理性；页面整洁性	15		
总分				
实践反思				

任务 2 黄芩中黄芩苷的提取、分离与鉴定

实训目标

知识目标

1. 了解黄芩的来源及资源分布。
2. 熟悉黄芩苷等主要成分的结构类型、特点。
3. 掌握黄芩苷等主要成分及理化性质。

能力目标

1. 依据黄芩苷的理化性质，运用煎煮法、水溶醇沉法、碱溶酸沉法进行提取、分离与纯化。
2. 能够运用化学法、纸色谱法、薄层色谱法鉴定黄芩苷。
3. 熟练活性炭脱色操作。

一、概述

1. 黄芩来源及作用

黄芩为唇形科植物黄芩 *Scutellaria baicalensis* Georgi 的根。黄芩为临床常用中药之一。性味苦，寒。归肺、胆、脾、大肠、小肠经。功效：清热燥湿，泻火解毒，止血，安胎。用于湿温、暑湿，胸闷呕恶，湿热痞满，泻痢，黄疸，肺热咳嗽，高热烦渴，血热吐衄，痈肿疮毒，胎动不安。

2. 主要化学成分及性质

黄芩中主要化学成分为黄酮类化合物，如黄芩苷、黄芩素、汉黄芩苷、汉黄芩素、黄芩新素等。黄芩苷含量较高。黄芩苷具有抗菌、降血压、解毒作用，是成药"银黄片""双黄连注射液"的主要成分。

黄芩苷：浅黄色针状结晶，熔点 223~225℃，$[\alpha]$ 18/D+123℃（吡啶+水）。易溶于 N,N-二甲基甲酰胺（DMF）中，几不溶于水，可溶于碳酸氢钠、碳酸钠、氢氧化钠等碱性溶液中，但在碱液中不稳定，为暗棕色。微溶于热乙酸，难溶于甲醇、乙醇、丙酮。

黄芩素：黄色针晶，熔点 264~265℃。易溶于甲醇、乙醇、丙酮、乙酸乙酯，微溶于乙醚、三氯甲烷，较难溶于苯，在碱液中溶解，但不稳定，易氧化呈绿色。

黄芩苷　　　　　黄芩素

二、实训原理

黄芩苷在植物中以镁盐形式存在，在热水中溶解度大，在强酸性条件下（pH＝1～2）转变成黄芩苷，溶解度降低沉淀析出，从而与共同存在的水溶性杂质分离。然后可利用黄芩苷溶于碱，不溶于酸的性质使之与酸溶性杂质分离。精制时通过黄芩苷和黄芩素在乙醇中溶解度差异分离。

三、实训材料

1. 试剂药品

黄芩粗粉、镁粉或锌粉、二氯氧锆、盐酸、氢氧化钠、乙醇、冰乙酸、苯、甲酸乙酯、甲酸、正丁醇、冰乙酸、三氯化铝、三氯化铁、黄芩标准品。

2. 仪器设备及耗材

电子天平、pH试纸、新华色谱滤纸、脱脂棉、小型粉碎机、循环水真空泵、电热恒温干燥箱、电炉、烧杯、离心机、水浴锅、布氏漏斗、抽滤瓶、量筒、硅胶CMC-Na薄层板、展开槽、试管、恒温水浴锅。

四、实训方法

1. 黄芩苷提取、分离

黄芩粗粉150g，用8倍量水加热煮沸后，将黄芩投入，继续加热保持微沸20min，四层纱布过滤。药渣再分别用600mL及450mL水煮沸2次，每次20min，同上过滤，合并三次滤液。加浓盐酸调pH至1～2，水浴保温80℃ 30min，放置24h，析出黄色沉淀，离心滤去沉淀中的水分。将沉淀移入500mL烧杯中，加水100mL，充分搅拌使成为均匀的混悬液，滴加40％氢氧化钠溶液调pH至6.5～7，使黄芩苷全部溶解，加入等体积乙醇，搅匀后于50℃（水浴保温）迅速抽滤，滤液加热至50℃，以浓盐酸调pH至1～2，放置（约4h）使析出沉淀。倾去上清液，沉淀物抽滤，沉淀用蒸馏水抽洗2～3次，抽干，60℃以下干燥，得粗制黄芩苷。

2. 黄芩苷精制

称取黄芩苷粗品，加10倍量水搅拌均匀，以40％氢氧化钠溶液调pH至6.5～7，使黄芩苷全部溶解，加活性炭适量拌匀，加热至80℃，维持30min（水浴），抽滤除去活性炭渣，滤液用浓盐酸调pH至1～2，加入等体积95％乙醇，50℃保温30min（水浴），至有沉淀析出时取出，放置过夜，抽滤，沉淀用少量乙醇抽洗，抽干，60℃以下干燥，得精制黄芩苷，称重，计算得率。流程见图3-14。

3. 鉴定

（1）盐酸-镁粉反应　取黄芩苷少许置试管中，加乙醇1mL水浴微温振摇溶

```
                    黄芩粗粉150g
                         │ 加入至8倍量沸水,保持微沸20min,
                         │ 纱布滤过,再分别600mL和450mL蒸
                         │ 馏水煮沸2次,每次20min,合并滤液,
                         │ 盐酸调pH至1~2,水浴80℃维持30min,
                         │ 放置24h,产生沉淀
                         ▼
                       沉淀
         离心脱水,将沉淀转移到烧杯,加 │
         100mL水,搅拌悬浮,滴加40%NaOH, │
         调pH至6.5~7,溶解                │
                                         ▼
                                        溶液
         加等体积乙醇,摇匀,50℃保温抽 │
         滤,盐酸调pH至1~2,放置析出沉 │
         淀,倾去上清液,抽滤,60℃干燥  │
                                         ▼
                                      黄芩苷粗品
                         │ 加粗品量10倍水,搅拌,滴加
                         │ 40%NaOH调pH至6.5~7,溶解,
                         │ 加活性炭适量,80℃30min,过
                         │ 滤去活性炭,盐酸调pH至1~2,
                         │ 加等体积乙醇,50℃保温30min,
                         │ 至沉淀产生取出,放置结晶,过
                         │ 滤,乙醇洗涤,60℃干燥
                         ▼
                       黄芩苷精品
```

图 3-14　黄芩中黄芩苷的提取分离流程

解,加镁粉适量,滴加浓盐酸数滴,溶液产生樱红色。

(2) 锆-枸橼酸反应　取黄芩苷少许置于试管中,加水 2mL 于水浴上温热至溶解,加数滴 5% 二氯氧锆溶液,振摇后,显黄色并有黄绿色荧光。再加入 2% 枸橼酸试剂,黄色和荧光褪去。

(3) 三氯化铝反应　取黄芩苷少许置于试管中,加水 2mL 置水浴上温热至溶解,加入 2% 三氯化铝甲醇溶液数滴,溶液变为鲜黄色,在紫外光下显黄绿色荧光。

(4) 薄层鉴定

吸附剂:硅胶 CMC-Na 薄层板。

样品:自制黄芩苷乙醇溶液。

对照品:标准品黄芩苷乙醇溶液。

展开剂：苯-甲酸乙酯-甲酸（75∶24∶1）。
显色剂：1％三氯化铝试剂，于紫外灯下观察。
（5）纸色谱鉴定
支持剂：新华色谱滤纸（中速 15cm×7cm）。
样品：自制黄芩苷乙醇溶液。
对照品：标准品黄芩苷乙醇溶液。
展开剂：正丁醇-冰乙酸-水（4∶1∶5 上层）。
显色剂：三氯化铁乙醇试剂。

五、实训说明与注意事项

1. 提取黄芩苷时，水提液酸化后所析出的沉淀，因含杂质较多，难以过滤，故采取先倾去上清液再抽滤的方法。注意倾去上清液时不得搅动，最好采取虹吸法。

2. 在黄芩苷提取、精制过程中，溶液经过酸化析出黄芩苷沉淀时，采取 50℃ 或 80℃ 保温措施，目的是便于黄芩苷析出，凝集成大的颗粒，易沉降和过滤。

3. 以 40％氢氧化钠溶液调 pH 时，需严格控制 pH 为 6.5~7，若 pH 大于 7 时，则应迅速用盐酸调回到 pH＝6.5~7，否则在加等体积乙醇后易产生大量胶冻样沉淀物，影响产品的产量和质量。

4. 实训中加等体积乙醇，使含醇量在 50％左右，此时黄芩苷溶解度小，易沉淀析出，可除去醇溶性杂质（树脂样成分）。

六、实训思考

1. 精制黄芩苷时，为什么要在黄芩苷溶液中加过量活性炭？
2. 根据黄酮类化合物的性质，试着设计出一种提取黄芩苷的合理流程。

黄芩中黄芩苷的提取、分离与鉴定评分表

项目	评分标准	分值	得分	备注
着装	服装合适,规范整洁	5		
实训态度	实训前积极预习、做好准备工作;实训时认真负责、团队协作性好;实训后及时完成报告	10		
称重、粉碎	粉碎操作合理;正确操作电子天平,药品称量准确,注意节约试药用量	5		
煎煮法、水溶醇沉法、碱溶酸沉法提取、分离	试剂溶液量取、添加正确;正确搭建煎煮装置;煎煮和碱溶酸沉、水溶醇沉法操作正确;结晶、过滤和干燥操作正确	15		

续表

项目	评分标准	分值	得分	备注
水溶醇沉、碱溶酸沉纯化	试剂溶液量取、添加正确;碱溶酸沉、水溶醇沉操作正确;加入活性炭、减压过滤、干燥操作正确	15		
鉴定	理化鉴定操作正确,薄层和纸色谱点样、展开、显色及观察正确	20		
实验过程记录	准确记录实验实训过程数据、现象和结果	5		
实训室管理	仪器清洗、摆放;废液入桶;实训室卫生;水、电、窗关闭;实训室使用记录情况	10		
实训报告	报告内容完整度和正确性;数据可靠性;结果和结论的合理性;页面整洁性	15		
总分				
实践反思				

任务 3　葛根中葛根素和大豆素的提取、分离与鉴定

✱ 实训目标

知识目标

1. 了解葛根的来源及资源分布。

2. 熟悉葛根素、大豆素等主要成分的结构类型、特点。

3. 掌握葛根素、大豆素等主要成分及理化性质。

4. 熟悉低压柱色谱操作技术。

能力目标

1. 依据葛根素、大豆素等理化性质,运用回流法、低压柱色谱法进行提取、分离与纯化。

2. 能够运用薄层色谱、纸色谱鉴定葛根素等黄酮类化合物。

一、概述

1. 葛根来源及作用

葛根为豆科植物野葛 *Pueraria lobata*（Willd.）Ohwi 的干燥根。主产于湖南、河南、广东、浙江、四川等省。性味甘、辛,凉。归脾、胃、肺经。功效:解肌退热,生津止渴,透疹,升阳止泻,通经活络,解酒毒。用于外感发热头痛,项背强痛,口渴,消渴,麻疹不透,热痢,泄泻,眩晕头痛,中风偏瘫,胸痹心痛,酒毒伤中。

2. 主要化学成分及性质

葛根中含有多种异黄酮类化合物，葛根素和大豆素是主要成分。

葛根素：分子式 $C_{21}H_{20}O_9$，分子量 416.38，白色针晶，熔点 187℃(d)。可溶于甲醇，略溶于乙醇，加热可溶于水、乙醇，不溶于乙酸乙酯、三氯甲烷、苯。具有扩张血管、降低血压、改善微循环和潜在的抗氧化作用。

大豆素（大豆苷元），分子式 $C_{15}H_{10}O_4$，分子量 254.23，白色结晶状粉末，熔点 315~323℃，溶于乙醇和乙醚。用于治疗高血压引起的心绞痛、头痛、眩晕、冠心病等。

葛根素　　　　　　大豆素

二、实训原理

葛根素、大豆素等异黄酮及其苷类是中等极性化学成分，可用乙醇提取，在水饱和正丁醇中进行萃取，再利用柱色谱分离，以硅胶薄层色谱鉴别，使用三氯甲烷-甲醇混合液作为展开剂，与三氯化铁-铁氰化钾试剂反应显蓝色。

三、实训材料

1. 试剂药品

葛根粗粉、薄层用硅胶、柱色谱用硅胶、甲醇、乙醇、氢氧化钾、95%乙醇、正丁醇、三氯化铁、铁氰化钾、葛根素、大豆素标准品。

2. 仪器设备及耗材

电子天平、烧杯、旋转蒸发仪、恒温水浴锅、抽滤瓶、布氏漏斗、量筒、低压色谱装置、圆底烧瓶、锥形瓶、硅胶 CMC-Na 薄层板、展开槽、试管、电热恒温干燥箱、三用紫外灯、小型粉碎机、小型空气压缩机、循环水真空泵、脱脂棉、新华色谱滤纸。

四、实训方法

1. 葛根素、大豆素等的提取

葛根粗粉150g置于1000mL圆底烧瓶中，加4倍量的70%乙醇回流提取1h，过滤,残渣再用70%乙醇回流提取一次,过滤,合并二次醇提取液,减压回收乙醇得浸膏,浸膏中加适量的水,用水饱和的正丁醇萃取3次,得粗葛根素、大豆素等混合物。

2. 葛根素、大豆素等的分离

粗葛根素等混合物用适量甲醇溶解,用柱色谱硅胶(或硅藻土)吸附拌样,挥干溶剂,干法上样。以柱色谱硅胶装柱,进行低压硅胶柱色谱分离,$CHCl_3$-MeOH 梯度洗脱,硅胶薄层色谱检测,以 $CHCl_3$-MeOH(7:1)为展开剂,$FeCl_3$-$K_3Fe(CN)_6$ 喷雾显色,用大豆素、葛根素标准品进行对照。鉴别分离得到的化合物,将含有葛根素和大豆素单一斑点的流分合并,回收溶剂,得葛根素和大豆素。

3. 鉴定

(1) 纸色谱鉴定

支持剂:新华色谱滤纸长宽 30cm×10cm。

点样:取少量葛根素、大豆素混合提取物,用 1mL 乙醇溶解即为样品溶液。

展开剂:20%KOH 乙醇溶液,上行展开。

显色:展开后用铅笔画下前沿,将滤纸在烘箱中烤干后(滤纸放入烘箱前须自然晾干),于紫外灯下观察,画出荧光位置,求出 R_f 值。

(2) 薄层色谱鉴定

吸附剂:硅胶 G。

展开剂:三氯甲烷-甲醇(83:17)。

显色剂:三氯化铁-铁氧化钾试剂。画出各色点的位置,求出 R_f 值。

五、注意事项

1. 萃取用的正丁醇应预先用水饱和。
2. 低压柱色谱时注意先从较小的压力开始,确保安全。

六、思考题

1. 如何使用聚酰胺薄层来鉴定葛根素、大豆素?
2. 葛根素与一般黄酮类化合物的性质有哪些异同点,为什么?

葛根中葛根素和大豆素的提取、分离与鉴定评分表

项目	评分标准	分值	得分	备注
着装	服装合适,规范整洁	5		
实训态度	实训前积极预习、做好准备工作;实训时认真负责、团队协作性好;实训后及时完成报告	10		

续表

项目	评分标准	分值	得分	备注
称重、粉碎	粉碎操作合理；正确操作电子天平，药品称量准确，注意节约试药用量	5		
回流法、萃取法提取、分离	试剂溶液量取、添加正确；正确搭建回流装置和操作；分液漏斗使用及萃取操作、过滤正确	15		
柱色谱法分离、纯化	试剂溶液量取、添加正确；硅胶处理、装柱、上样、加压和洗脱操作正确；正确使用旋转蒸发仪和回收溶剂	20		
鉴定	薄层和纸色谱点样、展开、显色及观察正确	15		
实验过程记录	准确记录实验实训过程数据、现象和结果	5		
实训室管理	仪器清洗、摆放；废液入桶；实训室卫生；水、电、窗关闭；实训室使用记录情况	10		
实训报告	报告内容完整度和正确性；数据可靠性；结果和结论的合理性；页面整洁性	15		
总分				
实践反思				

任务 4　银杏叶中总黄酮类化合物的提取、分离与鉴定

实训目标

知识目标

1. 了解银杏叶的来源及资源分布。
2. 熟悉银杏叶中黄酮类化合物主要成分的结构类型、特点。
3. 掌握山柰酚等黄酮类化合物主要成分及理化性质。
4. 掌握大孔吸附树脂原理及柱色谱操作技术。

能力目标

1. 依据山柰酚等黄酮类化合物理化性质，运用索氏提取法、大孔树脂吸附柱色谱、沉淀法和重结晶法进行提取、分离与纯化。
2. 能用化学法鉴定山柰酚等黄酮类化合物。
3. 学会大孔吸附树脂柱色谱的操作和应用。

一、概述

1. 银杏叶的来源及作用

银杏叶为银杏科植物银杏 *Ginkgo biloba* L. 的干燥叶，别名白果叶，是一种具

有很高药用价值的植物。性味苦、甘、涩、平。功效：活血化瘀，通络止痛，敛肺平喘，化浊降脂。用于瘀血阻络，胸痹心痛，中风偏瘫，肺虚咳喘，高脂血症。利用银杏叶的有效化学成分和特殊医药保健作用加工生产保健食品、药物和化妆品，正引起国内外研究、开发、生产单位的重视。

2. 主要化学成分及性质

银杏叶成分复杂，已经发现的主要化学成分为山柰酚、木犀草素、杨梅树皮素、槲皮素、异鼠李素、丁香黄素、山柰酚-3-鼠李葡萄糖苷等黄酮类化合物，还有二萜内酯衍生物、多糖、生物碱等。

山柰酚属于黄酮醇类，分子式 $C_{15}H_{10}O_6$，分子量 286.24，黄色针状晶体，熔点 276～278℃。微溶于水，溶于热乙醇、乙醚和碱。山柰酚具有抗癌、抑制生育、抗癫痫、抗炎、抗氧化、解痉、抗溃疡、利胆利尿、止咳作用。

木犀草素属于黄酮类，分子式 $C_{15}H_{10}O_6$，分子量 286.24，含一个结晶水的金黄色针状体，熔点 328～330℃。能溶于乙醇、乙醚；微溶于热水，难溶于冷水，可溶于碱性溶液。

山柰酚　　　　　　　木犀草素

二、实训原理

黄酮类化合物在植物中多以苷的形式存在，显酸性，且与水解的酶共存，以石灰乳杀酶，增加溶解。利用黄酮类化合物溶于乙醇提取得粗品，然后通过大孔吸附树脂精制纯化。

三、实训材料

1. 试剂药品

银杏叶、活性炭、乙醇、AB-8 大孔吸附树脂、盐酸、三氯化铝、枸橼酸、硼酸、丙酮、碳酸钠、氧化钙。

2. 仪器设备

电子天平、pH 试纸、滤纸、烧杯、抽滤瓶、布氏漏斗、循环水真空泵、旋转蒸发仪、恒温水浴锅、量筒、研钵、圆底烧瓶、冷凝管、试管、索氏提取器、药筛、小型粉碎机、电热恒温干燥箱、三用紫外灯。

四、实训方法

1. 银杏总黄酮的提取

将银杏叶洗净，于 60℃烘干至恒重，粉碎，过 50 目筛。称取银杏叶粉末 25 g，置烧杯中，加 9% 石灰乳 100 mL，润湿粉末，静置过夜。将石灰乳乳化过的银杏叶粉末，用滤纸卷成直径和长度均略小于提取器圆柱内径，并用细棉线扎实，移入索氏提取器中，加入 70% 乙醇 300mL，80℃下回流提取 3h。提取液滴加浓盐酸调节 pH 至 6，加入 3g 活性炭充分搅拌过夜，脱色。减压过滤除去活性炭，将滤液置于洁净圆底烧瓶中进行蒸馏，回收乙醇，得到银杏叶粗总黄酮。

2. 银杏总黄酮的精制

将上述所得银杏总黄酮用 20 mL 无水乙醇溶解后，加水 80mL 充分混合，减压过滤除去不溶物。滤液上大孔吸附树脂，除去水溶性物质，用无水乙醇洗脱，洗脱液回收乙醇，得到银杏叶总黄酮。

3. 鉴定

（1）三氯化铝试验　取银杏叶总黄酮乙醇溶液点于滤纸片上（干后再点 1 次，使其浓度适中），干后，喷 1% 三氯化铝乙醇试液，在紫外光灯下观察，呈现黄色、绿色、橙色等荧光为黄酮类；呈现天蓝色或黄绿色荧光，则为二氢黄酮类。

（2）硼酸和枸橼酸丙酮试验　取银杏叶总黄酮的乙醇溶液 1mL，在沸水浴上蒸干，加入饱和硼酸丙酮溶液及 10% 枸橼酸丙酮溶液各 0.5mL，蒸去丙酮后，在紫外光灯下观察，管内呈现强烈的绿色荧光（黄酮或其苷类）。

五、实训说明及注意事项

1. 提取液用大孔树脂来进行黄酮的纯化，有些杂质吸附在树脂上洗脱不下来，造成树脂中毒，回收乙醇后，要滤清去除杂质。

2. 提取液浓缩到 1/3 时会有大量的绿色物质析出，用乙醇才能洗掉，但得到的浓缩液就变为了水溶液，黄酮类多是水溶性的苷类。

3. 用石油醚、活性炭进行除杂，能看到颜色有变化，通过测定黄酮含量来评价好坏，用芦丁为标准品，紫外测定，与原溶液相比黄酮浓度并没有增加。

六、实训思考

1. 银杏总黄酮在精制时在乙醇中加入水的目的是什么？
2. 大孔吸附树脂在预处理时需要注意什么？

银杏叶中总黄酮的提取、分离与鉴定评分表

项目	评分标准	分值	得分	备注
着装	服装合适,规范整洁	5		
实训态度	实训前积极预习、做好准备工作;实训时认真负责、团队协作性好;实训后及时完成报告	10		
称重、粉碎	粉碎操作合理;正确操作电子天平,药品称量准确,注意节约试药用量	5		
连续回流法、碱溶酸沉法提取、分离	试剂溶液量取、添加正确;正确搭建和操作连续回流装置;正确脱色处理及碱溶酸沉操作、过滤	15		
醇溶水沉法、大孔吸附树脂色谱法纯化	试剂溶液量取、添加正确;大孔树脂处理、装柱、上样和洗脱操作正确;旋转蒸发仪使用和回收溶剂正确	20		
鉴定	正确理化鉴定操作	15		
实验过程记录	准确记录实验实训过程数据、现象和结果	5		
实训室管理	仪器清洗、摆放;废液入桶;实训室卫生;水、电、窗关闭;实训室使用记录情况	10		
实训报告	报告内容完整度和正确性;数据可靠性;结果和结论的合理性;页面整洁性	15		
总分				
实践反思				

项目六
萜类化合物与挥发油提取、分离与鉴定技术

任务 1 黄花蒿中青蒿素的提取、分离与鉴定

实训目标

知识目标

1. 了解黄花蒿的来源及资源分布。
2. 熟悉黄花蒿中青蒿素的结构类型、特点。
3. 掌握青蒿素等主要成分及理化性质。

能力目标

1. 依据青蒿素的理化性质,运用渗漉法、结晶法提取、分离与纯化。
2. 能够用薄层色谱法、化学法鉴定青蒿素等萜类化合物。
3. 熟练渗漉法操作。

一、概述

1. 黄花蒿来源及作用

黄花蒿为菊科蒿属植物黄花蒿 *Artemisia annua* L. 的干燥地上部分。遍及全国。性味苦、辛、寒。归肝、胆经。功效:清虚热,除骨蒸,解暑热,截疟,退黄。主治温邪伤阴,夜热早凉,阴虚发热,劳热骨蒸,暑热外感,疟疾寒热,湿热黄疸。

2. 主要化学成分及性质

黄花蒿的化学成分分为四类:挥发油、倍半萜类、黄酮类和香豆素类,其中倍半萜类化合物是黄花蒿中抗疟的主要有效部位,分离出来多种倍半萜内酯类,如青蒿素、青蒿内酯 I、青蒿素内酯 II 等。

青蒿素又名黄蒿素、黄花素、黄花蒿素,为倍半萜内酯化合物,分子式 $C_{15}H_{22}O_5$,分子量 282.33。无色针状结晶,熔点 156～157℃。易溶于三氯甲烷、

丙酮、乙酸乙酯和苯，溶于甲醇、乙醇，几乎不溶于水。青蒿素为抗疟的主要有效成分，可治疗各种类型的疟疾，具有速效、低毒的优点，对恶性疟及脑疟治疗效果尤佳。

青蒿素

二、实训原理

青蒿素是极性较小的倍半萜过氧化物，利用其可溶于乙醇、丙酮和三氯甲烷等溶剂的性质，可选乙醇和丙酮提取。利用青蒿素溶于三氯甲烷和乙酸乙酯等溶剂的性质进行重结晶。利用活性炭对某些成分如黄酮和香豆素类等杂质的吸附性质进行纯化。

三、实训材料

1. 试剂药材

黄花蒿、乙醇、三氯甲烷、石油醚、乙酸乙酯、活性炭、苯、乙醚、甲醇、盐酸羟胺、间二硝基苯、香草醛、浓硫酸、三氯化铁、2,4-二硝基苯肼、盐酸、氢氧化钠。

2. 仪器设备

电子天平、玻璃渗漉筒、旋转蒸发仪、烧杯、锥形瓶、滤纸、硅胶 G-CMC 板、展开槽、小型粉碎机、电热恒温干燥箱、抽滤瓶、布氏漏斗、循环水真空泵。

四、实训方法

1. 提取、分离

黄花蒿粉碎，筛去枝梗，称取 250g，置于烧杯中，用 70%乙醇润湿放置 0.5h 后，装于渗漉筒中，开始渗滤，流速每分钟 3～5mL，收集渗漉液为原料量的 6～8 倍，再加入原料重量的 4%左右的活性炭脱色，搅拌 0.5h，澄清，过滤，滤液减压回收乙醇适量，放置析晶，抽滤，得青蒿素粗品。母液浓缩至出现浑浊为止，静置，冷却，待结晶析出后，过滤，又得另一部分青蒿素粗品。合并两次所得青蒿素粗品，称重，加入 5 倍量三氯甲烷，或加入 10 倍量的乙酸乙酯溶解，过滤，回收溶剂，趁热加入 2 倍粗品重量的乙醇，倾出乙醇液，放置，析晶，结晶再用少量 70%乙醇洗涤，即得青蒿素精品。

2. 青蒿素鉴定

（1）化学鉴定

① 异羟肟酸铁反应 取本品 10mg 溶于 1mL 甲醇中，加入 7% 盐酸羟胺甲醇溶液 4～5 滴，在水浴上加热至沸腾，冷却后加稀盐酸调 pH 至酸性，然后加入 1% 三氯化铁溶液 1～2 滴，溶液即呈紫色。

② 2,4-二硝基苯肼反应 取本品 10mg 溶于 1mL 三氯甲烷中，将三氯甲烷溶液滴于滤纸片上，以 2,4-二硝基苯肼试液喷洒，在 80℃ 烘箱中烘 10min，则斑点呈黄色。

③ 碱性间二硝基苯反应 取本品 10mg 溶于 2mL 乙醇中，加入 2% 间二硝基苯的乙醇液和饱和氢氧化钠各数滴，水浴微热，溶液呈紫红色。

（2）薄层色谱鉴定

① 点样

样品液：青蒿素样品乙醇液。

对照品液：青蒿素对照品乙醇液。

② 展开

吸附剂：硅胶 G 或硅胶 G-CMC-Na 板。

展开剂：石油醚：乙酸乙酯（8：2）或苯：乙醚（4：1）。

③ 显色

显色剂：1% 香草醛-浓硫酸溶液（青蒿素呈鲜黄色斑点继而变为紫红色）。

结果：记录样品斑点和对照品斑点的颜色和位置，计算 R_f 值。

五、实训说明与注意事项

1. 本实训中提取纯化方法得到的青蒿素纯度不够高，若需要纯品宜采用硅胶柱色谱法分离。方法是：取粗品用乙醚溶解上柱，先用石油醚洗脱，再改用石油醚：乙酸乙酯（8：2）洗脱，洗脱液浓缩，即可得到较纯的青蒿素。

2. 提取操作的关键是回收乙醇的温度，水浴温度不得超过 60℃，否则，青蒿素在乙醇和水中会被破坏。

六、实训思考

从黄花蒿提取精制青蒿素还可用哪些方法？简略画出提取流程图。

黄花蒿中青蒿素的提取、分离与鉴定评分表

项目	评分标准	分值	得分	备注
着装	服装合适，规范整洁	5		
实训态度	实训前积极预习、做好准备工作；实训时认真负责、团队协作性好；实训后及时完成报告	10		

续表

项目	评分标准	分值	得分	备注
称重、粉碎	粉碎操作合理;正确操作电子天平,药品称量准确,注意节约试药用量	5		
渗漉法提取、分离	试剂溶液量取、添加正确;正确搭建和操作渗漉装置;正确脱色处理;旋转蒸发仪使用和溶剂回收、减压过滤操作正确	20		
溶剂沉淀法纯化	试剂溶液量取、添加正确;旋转蒸发仪使用和溶剂回收、减压过滤操作正确	15		
鉴定	理化鉴定操作正确;薄层点样、展开、显色及观察正确	15		
实验过程记录	准确记录实验实训过程数据、现象和结果	5		
实训室管理	仪器清洗、摆放;废液入桶;实训室卫生;水、电、窗关闭;实训室使用记录情况	10		
实训报告	报告内容完整度和正确性;数据可靠性;结果和结论的合理性;页面整洁性	15		
总分				
实践反思				

任务 2　穿心莲中穿心莲内酯的提取、分离与鉴定

实训目标

知识目标

1. 了解穿心莲的来源及资源分布。

2. 熟悉穿心莲中萜类化合物主要成分的结构类型、特点。

3. 掌握穿心莲内酯等萜类化合物主要成分及理化性质。

能力目标

1. 依据穿心莲内酯等萜类化合物的理化性质,运用浸渍法、硅胶柱色谱法、结晶法进行提取、分离与纯化。

2. 能够用薄层色谱法、化学法鉴定穿心莲内酯等萜类化合物。

一、概述

1. 穿心莲来源及作用

本品为爵床科植物穿心莲 *Andrographis paniculata*（Burm. f.）Nees 的干燥地上部分。原产于亚洲热带地区,现华南、华东及西南地区有栽培。本品性寒,味极苦。归肺、胃、大肠、肝、胆、膀胱经。功效:清热解毒,凉血,消肿。用于感冒发热,

咽喉肿痛，口舌生疮，顿咳劳嗽，泄泻痢疾，热淋涩痛，痈肿疮疡，蛇虫咬伤。

2. 主要化学成分及性质

穿心莲全草中含有大量二萜类化合物，主要有穿心莲内酯、新穿心莲内酯、去氧穿心莲内酯、脱水穿心莲内酯等。穿心莲内酯在穿心莲叶中的含量可达1.5%以上，去氧穿心莲内酯达0.1%以上，新穿心莲内酯约达0.20%以上。

穿心莲内酯，又名穿心莲乙素，分子式$C_{20}H_{30}O_5$，分子量350.45。无色方形或长方形结晶，熔点229～231℃，味极苦。易溶于甲醇、乙醇、丙酮、吡啶中，微溶于三氯甲烷、乙醚，难溶于水、石油醚、苯。

新穿心莲内酯，又名穿心莲丙素、穿心莲新苷，分子式$C_{26}H_{40}O_8$，分子量480.58。无色柱状结晶，熔点167～168℃，无苦味。易溶于甲醇、乙醇、丙酮、吡啶中，微溶于水，较难溶于苯、乙醚、三氯甲烷及石油醚。

去氧穿心莲内酯，又名穿心莲甲素，分子式$C_{20}H_{30}O_4$，分子量334.44。无色片状（丙酮、乙醇或三氯甲烷）或无色针状结晶（乙酸乙酯），熔点174～175℃，味稍苦。易溶于甲醇、乙醇、丙酮、吡啶、三氯甲烷，可溶于乙醚、苯中，微溶于水。

脱水穿心莲内酯，分子式$C_{20}H_{28}O_4$，分子量332.42。无色针状结晶（30%或50%乙醇），熔点204℃。易溶于乙醇、丙酮，可溶于三氯甲烷，微溶于苯，几乎不溶于水。

穿心莲内酯　　　　新穿心莲内酯　　　　去氧穿心莲内酯　　　　脱水穿心莲内酯

二、实验原理

利用穿心莲内酯类成分易溶于甲醇、乙醇、丙酮等溶剂的性质，选用乙醇为提取溶剂进行提取。穿心莲中含有大量叶绿素，故用活性炭吸附，除去叶绿素等脂溶性杂质。又根据穿心莲内酯与去氧穿心莲内酯在三氯甲烷中溶解度不同的性质进行分离。也可利用穿心莲内酯、去氧穿心莲内酯及新穿心莲内酯结构上的差异所表现的极性不同，用硅胶或氧化铝柱色谱分离。

三、实训材料

1. 试剂药材

穿心莲、穿心莲内酯对照品、活性炭、三氯甲烷、柱色谱用硅胶、盐酸羟胺、氢氧化钾、盐酸、三氯化铁、亚硝酰铁氰化钠、氢氧化钠、3，5-二硝基苯、甲酸、薄层用硅胶、CMC-Na、甲醇、正丁醇。

2. 仪器设备及耗材

小型粉碎机、循环水真空泵、旋转蒸发仪、烧杯、试管、电子天平、量筒、锥形瓶、三角漏斗、布氏漏斗、抽滤瓶、恒温水浴锅、10cm×20cm薄层板、展开槽、紫外灯、色谱柱、滤纸、pH试纸、纱布、脱脂棉。

四、实训方法

1. 穿心莲总内酯提取

取干燥穿心莲粗粉200g，置入2000mL锥形瓶中，加入10倍量80%乙醇浸泡2天后，过滤，重复浸泡1次，合并两次滤液，回收乙醇至原体积的二分之一。浓缩液中加入原料量15%～20%活性炭，于80℃水浴回流30min，趁热抽滤，用少量的热乙醇洗涤炭渣，合并滤液和洗液，回收乙醇至原药量10%，静置结晶，得穿心莲总内酯粗品。粗品加入三氯甲烷冷浸溶解，过滤，不溶物加15倍量的乙醇热溶，1%量的活性炭回流30min，回收乙醇至半，放置析晶，抽滤得精品，精品再以少量水洗去除无机盐，得白色晶体为总内酯结晶。

2. 穿心莲内酯的分离

层析柱（40cm×2cm）的下口活塞关闭，柱底加入脱脂棉，以防吸附剂向下漏出，然后柱内加入三氯甲烷-乙醇（10∶0.5）的混合溶剂。称取柱色谱用硅胶湿法装柱，硅胶用量按照样品与吸附剂之比为1∶200。待硅胶完全沉降后，打开色谱柱活塞，使柱内溶剂表面降至与硅胶柱面平齐。取穿心莲总内酯0.5g置入蒸发皿内，加入5～6mL甲醇溶解，再加入硅胶3g，拌匀，在水浴上加热搅拌，挥去甲醇，然后均匀地加入硅胶柱顶部，另取3g硅胶覆盖于样品层上。以三氯甲烷-乙醇（10∶0.5）混合溶剂洗脱，用小锥形瓶按一定体积逐份收集洗脱液。根据薄层结果，合并相同馏分，回收至小体积，放置结晶，抽滤，先后得到穿心莲甲、乙、丙素。具体流程见图3-15。

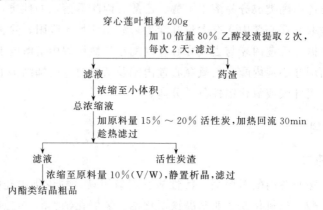

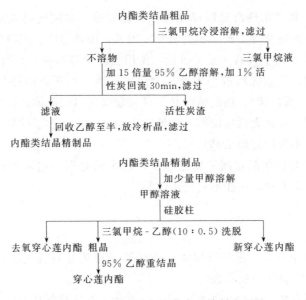

图 3-15 穿心莲内酯提取分离及精制流程图

3. 鉴定

(1) 穿心莲内酯的呈色反应：

① Legal 反应 取穿心莲内酯结晶少许，置瓷皿上，加乙醇数滴溶解，加 3% 亚硝酰铁氰化钠溶液 2 滴，10% 氢氧化钠试剂 2 滴，呈紫红色，并渐渐褪去。

② Kedde 反应 取穿心莲内酯结晶少许，置瓷皿上滴加乙醇数滴使溶，加入 3,5-二硝基苯甲酸试剂（A 液：2% 3,5-二硝基苯甲酸或乙醇溶液；B 液：2mol/L 氢氧化钾溶液，用前等量混合）3~4 滴，产生红或紫色。

③ 氢氧化钾试验 取 1% 穿心莲内酯乙醇液 1mL，加饱和氢氧化钾甲醇试剂 1 滴，呈紫红色。

(2) 穿心莲内酯类成分的薄层鉴定

吸附剂：硅胶 CMC-Na 薄层板。

样品：穿心莲总内酯及穿心莲内酯乙醇液；穿心莲内酯标准品乙醇液。

展开剂：三氯甲烷-乙醇（10：0.5）。

显色剂：碱性 3,5-二硝基苯甲酸试剂。

五、实训说明及注意事项

1. 穿心莲内酯类化合物为二萜内酯类成分，其性质不稳定，易于氧化、聚合而树脂化。因此提取用的穿心莲原料最好是当年产品，且采收季节宜最佳，保存运输过程中应注意防潮，否则内酯含量明显下降。实验证明开花前采收的、当年产的未受潮原料比贮存一年或受潮变色的原料，穿心莲内酯提取收得率高得多。

2. 提取时，如果用热乙醇温浸或加热回流提取，能同时提取出大量杂质，如叶绿素、树脂及无机盐等。析晶和精制非常困难，因此本实验用冷浸法提取。

3. 因为在穿心莲中含有大量无机盐，虽用乙醇冷浸提取，仍有部分会被提出。提取液经一系列处理后无机盐仍未能完全除去，因此在析晶时往往先析出无机盐（常是细小正方形颗粒状）。遇此情况必须仔细观察析出的晶体，可用放大镜或进行灼烧法进行识别。如是无机盐结晶，过滤除去，母液再经放置析晶，可以得到内酯类成分的结晶（多为长方形结晶）。

4. 穿心莲内酯的析晶在高浓度乙醇中，析出的晶形与纯度都比较好。在稀乙醇中，或黏稠度太大时，往往不易析出结晶。

六、实训思考

1. 穿心莲叶中含有大量的叶绿素，本试验采用活性炭脱色法，除此以外，还可用什么方法将叶绿素杂质除去？

2. 浓缩液析晶时，有时先析出无机盐，有什么办法将无机盐除去？

3. 根据穿心莲内酯类成分的结构，试判断其极性的强弱，在进行吸附薄层色谱时其 R_f 值大小如何？

穿心莲中穿心莲内酯的提取、分离与鉴定评分表

项　目	评分标准	分值	得分	备　注
着装	服装合适，规范整洁	5		
实训态度	实训前积极预习、做好准备工作；实训时认真负责、团队协作性好；实训后及时完成报告	10		
称重、粉碎	粉碎操作合理；正确操作电子天平，药品称量准确，注意节约试药用量	5		
浸渍法提取、分离	试剂溶液量取、添加正确；正确搭建和操作浸渍装置；正确脱色处理；旋转蒸发仪使用和溶剂回收、减压过滤操作正确	15		
柱层析法分离纯化	试剂溶液量取、添加正确；硅胶柱色谱的处理、装柱、上样、洗脱正确；旋转蒸发仪使用和溶剂回收、减压过滤操作正确	20		
鉴定	理化鉴定操作正确；薄层点样、展开、显色及观察正确	15		
实验过程记录	准确记录实验实训过程数据、现象和结果	5		
实训室管理	仪器清洗、摆放；废液入桶；实训室卫生；水、电、窗关闭；实训室使用记录情况	10		
实训报告	报告内容完整度和正确性；数据可靠性；结果和结论的合理性；页面整洁性	15		
总分				
实践反思				

任务 3　八角茴香中挥发油的提取、分离与鉴定

实训目标

知识目标
1. 了解八角茴香的来源及资源分布。
2. 熟悉八角茴香中挥发油主要成分及理化性质。
3. 掌握"脑"的含义和单向二次展开薄层色谱法。

能力目标
1. 依据挥发油成分的挥发性，采用水蒸气蒸馏法提取挥发油。
2. 能够应用理化方法对挥发油进行鉴定。
3. 能够运用单向二次展开薄层色谱对挥发油进行简单分离和鉴定。

一、概述

1. 八角茴香来源及作用

八角茴香是木兰科植物八角茴香 *Illicium verum* Hook. f. 的干燥成熟果实。分布于广西、贵州、云南等省区。八角茴香性味辛，温。归肝、肾、脾、胃经。具有温阳散寒，理气止痛之功效。用于寒疝腹痛，肾虚腰痛，胃寒呕吐，脘腹冷痛。

2. 主要化学成分及性质

八角茴香化学成分中含挥发油 4%～9%，脂肪油约 22%（主要存在于种子中）及蛋白质、树胶、树脂等。挥发油中主要成分是茴香醚，约为总挥发油的 80%～90%，冷时常自油中析出，故称茴香脑。此外，其中尚含莽草酸及少量甲基胡椒酚、茴香醛、茴香酸等。

茴香醚（脑）　　甲基胡椒酚　　茴香醛　　莽草酸　　茴香酸

茴香脑，又称大茴香醚、茴香烯、茴香醚。分子式 $C_{10}H_{12}O$，分子量 148.21。为白色结晶，熔点 21.4℃，沸点 235℃。与乙醚、三氯甲烷混溶，溶于苯、乙酸乙酯、丙酮、二硫化碳及石油醚，几乎不溶于水。

莽草酸，又称毒八角酸。分子式 $C_7H_{10}O_5$，分子量 174.15。无色针状结晶（甲醇-乙酸乙酯），熔点 190～191℃。在 100mL 水中可溶解 18g，100mL 无水乙醇中可溶解 2.5g，几乎不溶于三氯甲烷、苯、石油醚。

甲基胡椒酚分子式 $C_{10}H_{12}O$，为无色液体，沸点 215～216℃。

茴香醛分子式 $C_8H_8O_2$，有两种状态：棱晶，熔点 36.3℃，沸点 236℃；液体，熔点 0℃，沸点 248℃。

茴香酸分子式 $C_8H_8O_3$，针状结晶，熔点 184℃，沸点 275～280℃。

二、基本原理

挥发油具有挥发性，可用水蒸气蒸馏法进行提取，实训时可使用一般的水蒸气蒸馏装置或挥发油含量测定器提取挥发油。挥发油成分常为烷烃、烯烃、醇、酚、醛、酮或酸，大致可分为不含氧的萜烃类挥发油成分和含氧的挥发油成分两大类，前者极性较小，后者极性较大，为使两类挥发油成分在薄层板上较好分离，可采用单向二次展开薄层色谱法。

三、实训材料

1. 试剂药品

八角茴香、香草醛、浓硫酸试剂、石油醚（30～60℃）、乙酸乙酯。

2. 仪器设备及耗材

电子天平、铁研船、电冰箱、电热恒温干燥箱、烧杯、锥形瓶、试管、挥发油测定器、冷凝管、电热套、10cm×20cm 薄层板、展开槽、紫外灯、电吹风、喷瓶、滤纸。

四、实训方法

1. 提取、分离

称取八角茴香 50g，捣碎，置于轻型挥发油含量测定器烧瓶中，加入 10 倍量蒸馏水，连接挥发油测定器，自测定器上端加水使充满刻度部分，并以水溢流入烧瓶时为止，连接回流冷凝管。缓缓加热至沸提取，直至测定器中油量不再增加，停止加热，放冷，分取油层，即八角茴香总挥发油，计算得率。

将所得八角茴香总挥发油留出少量做薄层鉴定，其余置冰箱冷却约 1h，可见白色结晶析出，低温滤过，得到茴香脑结晶，滤液部分则为脱除茴香脑之后的八角茴香挥发油。

上述得到的三部分产品均留样备用，以供鉴定。

2. 鉴定

（1）油斑试验　取八角茴香油，滴于滤纸片上，室温下观察油斑是否慢慢消失，还可并行做脂肪油试验。

（2）单向二次展开薄层色谱鉴定　取制好的硅胶板一块，在距底边 1.5cm、板长 1/2 处、板长 5/6 处分别用铅笔画出起始线、中线及前沿。将三种样品点在起始线上，先在石油醚-乙酸乙酯（85∶15）展开剂中展开至薄板中线时取出，挥去展开剂，再以石油醚展开至前沿时取出，挥去展开剂，用香草醛-浓硫酸显色，于105℃加热数分钟后，观察斑点的数量、位置及颜色，并推测挥发油中可能含有的化学成分数量。

五、实训说明及注意事项

1. 通过观察馏出液的浑浊程度来判断挥发油是否提取完全。最初的馏出液中含油量较多，明显浑浊，随着馏出液中油量的减少，浑浊度也随着降低，至馏出液变为澄清，停止蒸馏。

2. 提取完毕，须放冷，待油水完全分层后，再将油层放出，尽量不带出水分。

3. 进行单向二次展开时，先用极性较大的展开剂展开至中线，然后再用极性较小的展开剂展开。在第一次展开后，应将展开剂完全挥干，再进行第二次展开，否则将影响第二次展开剂的极性，从而影响分离效果。

4. 挥发油易挥发逸失，因此进行色谱鉴定时，操作应迅速及时，不宜久放。

5. 喷洒香草醛-浓硫酸显色剂时，应于通风橱内进行。

六、实训思考

单向二次展开薄层色谱法鉴定挥发油中各成分时，为什么第一次展开所用的展开剂极性最好大于第二次展开所用的展开剂的极性？单向二次展开薄层色谱法有什么优点？

八角茴香中挥发油的提取、分离与鉴定评分表

项 目	评分标准	分值	得分	备 注
着装	服装合适，规范整洁	5		
实训态度	实训前积极预习、做好准备工作；实训时认真负责、团队协作性好；实训后及时完成报告	10		
称重、粉碎	粉碎操作合理；正确操作电子天平，药品称量准确，注意节约试药用量	5		
水蒸气蒸馏法提取、分离	正确量取、添加试剂溶液；正确搭建水蒸气蒸馏装置和操作；正确计算得率	20		
"脑"的分离	正确量取、添加试剂溶液；低温操作、减压过滤操作正确	10		
鉴定	理化鉴定操作正确；薄层点样、展开、显色及观察正确	20		
实验过程记录	准确记录实验实训过程数据、现象和结果	5		
实训室管理	仪器清洗、摆放；废液入桶；实训室卫生；水、电、窗关闭；实训室使用记录情况	10		

续表

项　目	评分标准	分值	得分	备　注
实训报告	报告内容完整度和正确性；数据可靠性；结果和结论的合理性；页面整洁性	15		
总分				
实践反思				

任务 4　牡丹皮中丹皮酚的提取、分离与鉴定

❋ 实训目标

知识目标

1. 了解牡丹皮的来源及资源分布。
2. 熟悉牡丹皮中丹皮酚的结构类型、特点。
3. 掌握丹皮酚主要成分及理化性质。
4. 掌握水蒸气蒸馏法的原理和技术。

能力目标

1. 依据丹皮酚的理化性质，运用水蒸气蒸馏法、重结晶法进行提取、分离与纯化。
2. 能够用薄层色谱法、化学法鉴定丹皮酚。
3. 熟练水蒸气蒸馏法的应用和操作。

一、概述

1. 牡丹皮的来源及作用

牡丹皮为毛茛科植物牡丹 Paeonia suffruticosa Andr. 的干燥根皮。具有清热凉血，活血化瘀的作用，用于温毒发斑，吐血，夜热早凉，无汗骨蒸，经闭痛经，肿痛疮毒，跌打损伤。

2. 化学成分及性质

牡丹皮中主要成分有：丹皮酚（含量1.9%~2%）、牡丹酚苷（丹皮酚苷）、牡丹酚原苷（丹皮酚原苷，含量 5%~6%）、牡丹酚新苷、芍药苷。还含有挥发油（约 0.15%~0.4%）及植物甾醇等。除了牡丹，含有丹皮酚的植物还有矮牡丹、紫斑牡丹、黄丹皮、四川牡丹、徐长卿等。

丹皮酚分子式 $C_9H_{10}O_3$，分子量 166.18，白色针状结晶，熔点 49.5~50.5℃。稍溶于水，具有挥发性，能随水蒸气蒸馏，能溶于乙醇、乙醚、丙酮、三

氯甲烷、苯等。丹皮酚具有镇痛、抗炎、解热和抑制变态反应作用。

丹皮酚苷分子式 $C_{15}H_{20}O_8$，无色柱状结晶（乙醇），熔点 81～82℃，$[\alpha]20/D$-39.33°（$c=6.0$，H_2O）。可溶于水、醇、丙酮、乙酸乙酯，微溶于三氯甲烷、苯等。

丹皮酚原苷分子式 $C_{20}H_{28}O_{12}$，分子量 460.43。无色柱状结晶（乙醇-乙酸乙酯），熔点 157～158℃，$[\alpha]20/D18.20°$（$c=0.36$，H_2O），可溶于水、醇、丙酮、乙酸乙酯，难溶于苯、石油醚等。

丹皮酚　R＝H
丹皮酚苷　R＝葡萄糖
丹皮酚原苷　R＝葡萄糖-阿拉伯糖

二、实训原理

丹皮酚具有挥发性，可随水蒸气蒸馏，又因在冷水中难溶，故放冷后析出结晶。丹皮酚苷类不具有挥发性。

三、实训材料

1. 试剂药品

牡丹皮粗粉、三氯化铁、乙醇、浓硝酸、氯化钠、CMC-Na、硅胶 G、乙醚、无水硫酸钠、环己烷、乙酸乙酯。

2. 仪器设备

电子天平、小型粉碎机、循环水真空泵、抽滤瓶、布氏漏斗、铁架台、烧杯、锥形瓶、试管、蒸馏瓶、冷凝管、电热套、薄层板、展开槽、电热恒温干燥箱、紫外灯、电吹风、喷瓶。

四、实训方法

1. 丹皮酚的提取分离

取牡丹皮 150g 粗粉，加入 2000mL 蒸馏瓶，量取 700mL 蒸馏水、10mL 乙醇和 40g 氯化钠加入瓶中，进行水蒸气蒸馏，收集蒸馏液约 300mL，将蒸馏液放冷，静置过夜，有白色针状结晶析出，滤取结晶，干燥，称重。如结晶不纯，可加入 95％乙醇至全部溶解（约为粗晶的 15 倍），抽滤，滤液中加入 4 倍量的蒸馏水，使溶液呈乳白色，静置后则有大量白色针状结晶析出，若在提取过程中得不到白色结晶，只有油珠状物质沉出，可在蒸馏液中加入少量晶种，摩擦瓶壁后，即有较大量的丹皮酚结晶析出。也可用乙醚萃取蒸馏液几次，合并萃取液后，加无水硫酸钠脱水，回收乙醚至少量，放置析晶，抽滤，结晶用少量水洗 2～3 次，置干燥器中干燥，称重。

2. 丹皮酚的鉴定

（1）显色反应

① 三氯化铁反应　取丹皮酚结晶少许，滴加5％三氯化铁醇溶液，观察现象。

② 与浓硝酸反应　取丹皮酚结晶少许，滴加浓硝酸数滴，观察现象。

（2）薄层色谱鉴定

薄色谱：硅胶 G-CMC-Na 板。

点样：丹皮酚供试品和对照品的乙醇溶液。

展开剂：环己烷-乙酸乙酯（3∶1）。

展开方式：上行展开，展距10cm。

显色：喷以盐酸酸化的5％三氯化铁醇溶液，热风吹至斑点显色清晰。

观察记录：记录图谱及斑点颜色。

五、实训说明及注意事项

1. 丹皮因产地、采收季节的不同，丹皮酚含量差异较大，春秋季节采收含量高，以四川产的含量较高，实验时可以根据含量加减提取的药材量。

2. 丹皮酚易溶于热水而难溶于冷水，若采用一般装置，由于初馏液中的丹皮酚浓度过大，遇冷易析出结晶，固着于冷凝管内壁，加入乙醇可使固着于冷凝管内壁的丹皮酚溶解而流入接收瓶中。

3. 加入氯化钠可明显提高蒸馏速度，缩短提取时间。

六、实训思考

1. 丹皮酚还可用什么方法提取分离？

2. 水蒸气蒸馏法适用于提取什么样的成分？操作中应注意哪些问题？

3. 运用水蒸气蒸馏法提取丹皮酚与八角茴香油所需装置不同，原因是什么？

牡丹皮中丹皮酚的提取、分离与鉴定评分表

项　目	评分标准	分值	得分	备　注
着装	服装合适,规范整洁	5		
实训态度	实训前积极预习、做好准备工作；实训时认真负责、团队协作性好；实训后及时完成报告	10		
称重、粉碎	粉碎操作合理；正确操作电子天平，药品称量准确，注意节约试药用量	10		
水蒸气蒸馏法、洁净服提取、分离	正确量取、添加试剂液；正确搭建水蒸气蒸馏装置和操作；正确结晶法、减压过滤操作	25		
鉴定	理化鉴定操作正确；薄层点样、展开、显色及观察正确	20		

续表

项　目	评分标准	分值	得分	备　注
实验过程记录	准确记录实验实训过程数据、现象和结果	5		
实训室管理	仪器清洗、摆放；废液入桶；实训室卫生；水、电、窗关闭；实训室使用记录情况	10		
实训报告	报告内容完整度和正确性；数据可靠性；结果和结论的合理性；页面整洁性	15		
总分				
实践反思				

项目七
皂苷类成分提取、分离与鉴定技术

任务 1　甘草中甘草酸的提取、分离与鉴定及甘草次酸制备

✱ 实训目标

知识目标

1. 了解甘草的来源及资源分布。
2. 熟悉甘草中皂苷类化合物主要成分的结构类型、特点。
3. 掌握甘草酸等皂苷类化合物主要成分及理化性质。
4. 掌握甘草酸水解原理。

能力目标

1. 依据甘草酸的理化性质，运用煎煮法、渗漉法、萃取法提取、分离与纯化。
2. 能够熟练运用酸水解制备苷元、甘草次酸。
3. 能用薄层色谱法、理化法鉴定三萜皂苷类化合物。

一、概述

1. 甘草来源及作用

甘草来源于豆科植物甘草 *Glycyrrhiza uralensis* Fisch.、胀果甘草 *G. inflata* Bat.、光果甘草 *G. glabra* L. 的根及根茎。甘草主要产于内蒙古、宁夏、甘肃、新疆，目前已有人工栽培；胀果甘草、光果甘草主产于甘肃、新疆等地。甘草性味甘，平。归心、肺、脾、胃经。功效：补脾益气，清热解毒，祛痰止咳，缓急止痛，调和诸药。用于脾胃虚弱，倦怠乏力，心悸气短，咳嗽痰多，脘腹、四肢挛急疼痛，痈肿疮毒，缓解药物毒性、烈性。

2. 主要化学成分及性质

甘草中所含化学成分有三萜类化合物：主要为甘草酸，还有 23-羟基甘草次酸、24-羟基甘草次酸、11-去氧甘草次酸、24-羟基-11 去氧甘草次酸、异甘草次酸、甘草萜醇、甘草内酯等。黄酮类化合物：甘草苷、甘草苷元、异甘草苷、新甘

草苷、新异甘草苷、异甘草呋喃糖苷、甘草黄酮 A、甘草查耳酮 A 及甘草查耳酮 B 等。除此之外，还有生物碱、多糖、阿魏酸及微量元素等。

甘草酸，又称甘草皂苷，为甘草中主要有效成分，其由甘草次酸和 2 分子葡萄糖醛酸所组成，结晶性粉末，味极甜，故又称甘草甜素，在甘草中的含量约 7%～10%。其分子式 $C_{42}H_{62}O_{16}$，分子量 822.92，熔点 212～217℃。易溶于热水，不溶于醚，难溶于丙二醇、乙醇。对热、碱和盐稳定。

甘草次酸 R=H　　　甘草酸 R=GlcuA—GlcuA—

二、实训原理

甘草酸为酸性三萜皂苷，酸性较强，在植物中以钾盐或钙盐形式存在，其盐易溶于热水，因此用水煎煮，在冷水中的溶解度较小，可用水提取甘草酸的钾盐，再加稀酸，放冷，使甘草酸游离沉淀析出。甘草酸可溶于丙酮中，加氢氧化钾后，生成甘草酸三钾盐结晶，此结晶极易吸潮不便保存，加冰乙酸后，转变为甘草酸单钾盐，具有完好的晶形，易于保存。甘草酸在一定浓度酸性条件下水解得到苷元。

三、实训材料

1. 试剂药品

甘草粗粉、甘草酸单钾盐标准品、丙酮、盐酸、氢氧化钾、乙醇、冰乙酸、硫酸、乙酸酐、三氯甲烷、薄层用硅胶、色谱用氧化铝、磷钼酸、正丁醇。

2. 仪器设备及耗材

电子天平、旋转蒸发仪、电热套、玻璃渗漉桶、循环水真空泵、恒温水浴锅、烧杯、圆底烧瓶、小型粉碎机、三用紫外灯、试管、量筒、布氏漏斗、抽滤瓶、球形冷凝管、展开槽、玻璃薄层板、干燥器、喷瓶、pH 试纸、脱脂棉。

四、实训方法

（一）甘草酸的提取、分离及甘草次酸制备

1. 甘草酸提取、分离

（1）煎煮法　取甘草粗粉 100g，第一次加蒸馏水 500mL，第二次 300mL，每次煮沸 30min，过滤，合并滤液，浓缩至 100mL，滤除沉淀物，放冷加入浓

H_2SO_4 并不断搅拌，至不再析出沉淀为止，放置，倾出上清液，下层棕色黏性沉淀用水洗涤四次，室温放置干燥，研成细粉，为甘草酸粗品。

（2）渗漉法　取甘草粗粉 100g，加 10％乙醇渗漉，收集渗滤液，加入浓盐酸调 pH 至 2，收集沉淀，用水洗至中性，得甘草总皂苷。总皂苷溶于三氯甲烷，用 5％KOH 萃取，除去黄酮类，再用蒸馏水洗去碱性，所得沉淀用 80％乙醇重结晶，滤过得甘草酸白色针状结晶。

2. 甘草酸单钾盐制备

将粗制甘草酸 5g 置圆底烧瓶中，用 50mL 丙酮回流 1h，过滤，残渣再用 30mL 丙酮回流 30min，过滤，合并滤液，浓缩至 20mL，放冷，在搅拌下加入 20％KOH 乙醇溶液至不再析出沉淀，此时溶液 pH≈8，静置，抽滤，沉淀为甘草酸三钾盐结晶，75％乙醇重结晶，于干燥器内干燥，称重。

甘草酸三钾盐 1g 置锥形瓶中，加 6mL 冰乙酸，水浴上加热溶解，趁热过滤，再用少量热冰乙酸淋洗滤纸上吸附的甘草酸，滤液放冷后，有白色的结晶析出，抽滤，用无水乙醇洗涤，得乳白色甘草酸单钾盐。

3. 甘草次酸的制备

取甘草酸单钾盐，加 5％H_2SO_4，加热回流 10h，放冷，滤取不溶物，洗去酸液，干燥得甘草次酸粗品。粗品溶于热三氯甲烷，趁热滤过，滤取三氯甲烷液，放冷，通过氧化铝色谱柱使用三氯甲烷洗脱，收集三氯甲烷洗脱液，残渣（甘草次酸）加乙醇热溶，再加 1/2 体积热水，放置析晶得甘草次酸结晶。

（二）鉴定

1. 理化鉴定

（1）泡沫实验

取甘草酸单钾盐水溶液 2mL，置试管中用力振摇，放置 10min 后观察泡沫。

（2）乙酸酐-浓硫酸反应

取甘草酸单钾盐少量，置白瓷板上，加酸酐 2～3 滴使溶解，再加半滴浓硫酸观察颜色变化。

（3）三氯甲烷-浓硫酸反应

取甘草酸单钾盐少量，加 1mL 三氯甲烷，再沿试管壁滴加浓硫酸 1mL，观察两层的颜色变化及荧光。

2. 薄层色谱

吸附剂：硅胶 G 板。

展开剂：正丁醇-乙酸-水（6：1：3 上层）。

样品：甘草酸单钾盐标准品，甘草酸单钾盐 70％乙醇液。

显色剂：磷钼酸。

五、实训说明及注意事项

1. 甘草酸与氢氧化钾生成甘草酸的三钾盐,在丙酮与乙醇混合溶剂中难溶而析出结晶。此盐溶于热冰乙酸,生成甘草酸的单钾盐,难溶于冷冰乙酸而析出结晶。

2. 精制的甘草酸单钾盐为针状结晶,含5分子结晶水,熔点212~217℃(分解),$[\alpha]20/D46.9°$(4%乙醇),易溶于稀碱溶液,冷水(1:50),难溶于甲醇、乙醇。

3. 甘草酸单盐水解产物甘草次酸易溶于三氯甲烷,而糖在三氯甲烷中不溶,通过氧化铝色谱柱时大部分被除去,最后滤液中也存在部分水溶性杂质。

4. 操作中使用到硫酸要注意安全防护。

六、实训思考

1. 由甘草酸制备甘草次酸,需什么反应条件?
2. 甘草酸提取分离除了煎煮法、渗漉法外,还可以使用哪些方法?试设计流程。

甘草中甘草酸提取、分离与鉴定及甘草次酸制备评分表

项　目	评分标准	分值	得分	备　注
着装	服装合适,规范整洁	5		
实训态度	实训前积极预习、做好准备工作;实训时认真负责、团队协作性好;实训后及时完成报告	10		
称重、粉碎	粉碎操作合理;正确操作电子天平,药品称量准确,注意节约试药用量	5		
煎煮法、渗漉法、萃取法、结晶法提取、分离	正确量取、添加试剂溶液;正确搭建和操作煎煮装置;正确搭建和操作渗漉装置;正确的分液漏斗使用和萃取;旋转蒸发仪使用和浓缩操作;减压过滤操作正确	20		
单钾盐和甘草次酸的制备	正确量取、添加试剂溶液;正确搭建回流装置和操作;正确的旋转蒸发仪使用和溶剂回收;减压过滤操作;正确的结晶操作	20		
鉴定	正确的理化鉴定操作;薄层点样、展开、显色及观察正确	10		
实验过程记录	准确记录实验实训过程数据、现象和结果	5		
实训室管理	仪器清洗、摆放;废液入桶;实训室卫生;水、电、窗关闭;实训室使用记录情况	10		
实训报告	报告内容完整度和正确性;数据可靠性;结果和结论的合理性;页面整洁性	15		
总分				
实践反思				

任务 2　绞股蓝中总皂苷的提取、分离与鉴定

实训目标

知识目标

1. 了解绞股蓝的来源及资源分布。
2. 熟悉绞股蓝中皂苷结构类型、特点。
3. 掌握绞股蓝皂苷的主要成分及理化性质。
4. 掌握大孔吸附树脂操作技术

能力目标

1. 依据绞股蓝皂苷的理化性质，运用超声提取法、大孔树脂色谱法提取、分离和纯化。
2. 能够用薄层色谱法、化学法鉴定绞股蓝总皂苷。

一、概述

1. 绞股蓝来源及作用

绞股蓝为葫芦科植物绞股蓝 *Gynostemma pentaphyllum*（Thunb.）Makino 的根茎或全草。在我国南部地区广有分布，现多有栽培。绞股蓝性味甘、苦，寒。归脾、肺经。功效：益气健脾，化痰止咳，清热解毒。主要用于脾胃气虚，体虚乏力，虚劳失精及慢性支气管炎、病毒性肝炎、肾盂肾炎、胃肠炎等疾病的治疗。

2. 主要化学成分及性质

绞股蓝全草含皂苷、甾醇、黄酮类、甜味素及氨基酸等成分。皂苷含量约 3%，现已分离了 60 多种皂苷，主要为四环三萜的达玛烷型结构，其中 6 种与人参皂苷相同，绞股蓝皂苷 3、4、8、12 分别与人参皂苷 Rb1、Rb3、Rd、Rf 在化学结构上完全相同。药理实验表明绞股蓝皂苷具有类似人参的免疫增强作用，且过量服用不会引起副作用，因而引起了广泛的关注。绞股蓝已经工业提取，广泛用于食品、饮料、药品中。在抗衰老、抗疲劳、降低血脂、促进细胞新陈代谢、强壮补益，调理神经等方面有较好效果。

二、基本原理

绞股蓝总皂苷有较好的水溶性，可用水为提取溶剂，因为绞股蓝皂苷分子中含有非极性部分三萜母核，故可使其在非极性大孔树脂上能较好地被吸附，相反，极性较大的成分如糖类则在非极性大孔树脂上难以吸附，因而选用非极性大孔吸附树脂 D101 型可将绞股蓝水提物中的总皂苷与糖类等水溶性成分较好地分离，最后用活性炭脱色，从而达到纯化的目的。

三、实训材料

1. 试剂药品

绞股蓝全草、人参皂苷 Rb1、冰乙酸、乙酸酐、盐酸、氢氧化钠、乙醇、乙酸乙酯、硫酸、甲醇、D101 大孔吸附树脂、薄层用硅胶 H、CMC-Na、磷钼酸、正丁醇。

2. 仪器设备及耗材

电子天平、旋转蒸发仪、恒温水浴锅、烧杯、蒸发皿、超声仪、色谱柱、圆底烧瓶、量筒、布氏漏斗、抽滤瓶、球形冷凝管、三用紫外仪、pH 试纸、脱脂棉。

四、实训方法

（一）提取

取绞股蓝粗粗粉 5g，加水 80mL，超声清洗器，频率 40kHz，振荡 15min，过滤，残渣再加水 60mL，超声振荡 15min，过滤，合并两次滤液，用 2％氢氧化钠溶液调 pH 至 9～10，静置，滤除沉淀，滤液备用。

（二）纯化

1. 大孔吸附树脂的准备

取 D101 型大孔吸附树脂 5g，用 95％乙醇浸泡过夜后，湿法装柱（1.0cm×30cm），继续用 95％乙醇洗涤至流出液加等量水后几乎无白色浑浊为止。然后用去离子水洗至无醇味。

2. 纯化

将绞股蓝提取液以 2mL/min 的速度通过大孔吸附树脂柱，待溶液全部进入柱后，用 2％氢氧化钠溶液洗涤，洗涤速度控制在 5mL/min 为宜。当流出液接近无色时，改用水洗，至流出液 pH 接近 7 为止。然后用 95％乙醇洗脱，收集醇洗脱液至无绞股蓝皂苷洗出，采用薄层色谱法检查：硅胶 H-CMC-Na 板，正丁醇-乙酸乙酯-水（4∶1∶5，上层），5％磷钼酸乙醇液，110℃显色。醇洗脱液加入少量活性炭回流 10min，趁热过滤，滤液回收乙醇至小体积，水浴蒸干，刮松，得白色鳞片状结晶，为绞股蓝总皂苷。大孔吸附树脂回收。

（三）鉴定

1. 呈色反应

（1）乙酸酐-浓硫酸反应　取绞股蓝总皂苷少许，置蒸发皿中，滴加冰乙酸 1mL 溶解，再加 1mL 乙酸酐，然后于溶液边沿滴加浓硫酸，观察颜色变化。

(2) Molish 反应　取绞股蓝总皂苷少许于试管中，加乙醇 1mL 溶解，滴加 1mL α-萘酚试剂，然后沿试管壁加入 2mL 硫酸，不要摇动，观察两液交界面的颜色。

2. 薄层色谱鉴别

薄层板：硅胶 H-CMC-Na 板。

点样：纯化的绞股蓝皂苷乙醇液、人参皂苷 Rbl 对照品乙醇液。

展开剂：正丁醇-乙酸乙酯-水（4∶1∶5，上层）。

展开方式：上行展开。

显色：喷 5%磷钼酸乙醇液 110℃加热显色（约 5min）；或喷硫酸-甲醇（1∶1）溶液，105℃加热显色。

观察记录：显色前后置日光及紫外光灯（365nm）下检视，观察斑点颜色及位置，记录图谱。

五、实训说明及注意事项

1. 绞股蓝提取液用碱液调 pH 至 9~10 后，应放置适当时间，便于析出的粒子聚集以利于过滤。在碱性条件下，绞股蓝皂苷能较好地吸附于树脂上，而其他杂质成分形成离子型化合物随溶液流出，利于纯化。

2. 上样速度不宜过快，过快影响树脂与溶质间的吸附交换平衡，导致吸附容量下降。

3. 皂苷经树脂吸附后，洗除在树脂表面或内部残留的杂质时，用碱液效果较水洗为好。因为碱液改变了杂质的极性，从而改变了杂质被吸附的能力。

4. 洗脱液含有少量的有色物质，可通过活性炭脱色除去，活性炭的用量不宜过多，以免造成皂苷的损失，本实验以 0.2~0.3g 为宜。

六、实训思考

1. 大孔吸附树脂纯化皂苷的原理是什么？它还可用于哪些成分的纯化？
2. 三萜类化合物还有哪些显色反应？

绞股蓝中总皂苷的提取、分离与鉴定评分表

项　目	评分标准	分值	得分	备　注
着装	服装合适，规范整洁	5		
实训态度	实训前积极预习、做好准备工作；实训时认真负责、团队协作性好；实训后及时完成报告	10		
称重、粉碎	粉碎操作合理；正确操作电子天平，药品称量准确，注意节约试药用量	5		

续表

项 目	评分标准	分值	得分	备 注
超声法提取、分离	正确量取、添加试剂溶液;正确使用超声装置;减压过滤操作正确	15		
大孔吸附树脂色谱法分离纯化	正确量取、添加试剂溶液;大孔吸附树脂的处理、上样、洗脱、再处理正确;旋转蒸发仪使用和溶剂回收、减压过滤操作正确;薄层检测操作正确	20		
鉴定	理化鉴定操作正确;薄层点样、展开、显色及观察正确	15		
实验过程记录	准确记录实验实训过程数据、现象和结果	5		
实训室管理	仪器清洗、摆放;废液入桶;实训室卫生;水、电、窗关闭;实训室使用记录情况	10		
实训报告	报告内容完整度和正确性;数据可靠性;结果和结论的合理性;页面整洁性	15		
总分				
实践反思				

任务 3　穿山龙中薯蓣皂苷元的提取、分离与鉴定

实训目标

知识目标

1. 了解穿山龙的来源及资源分布。

2. 熟悉穿山龙中皂苷的结构类型、特点。

3. 掌握薯蓣皂苷及其皂苷元主要化学成分及理化性质。

4. 熟悉皂苷酸水解的基本原理。

能力目标

1. 依据皂苷的理化性质,运用酸水解法得到薯蓣皂苷元。

2. 利用薯蓣皂苷元特性通过索氏连续提取法、重结晶法提取、分离与纯化薯蓣皂苷元。

3. 能够用薄层色谱法、理化学法鉴定薯蓣皂苷元。

一、概述

1. 穿山龙来源及作用

穿山龙为薯蓣科植物穿龙薯蓣 *Dioscorea nipponica* Makino 的干燥根茎。全国大部分地区有产。穿山龙性味甘、苦,温。归肝、肾、肺经。功效:祛风除湿,舒筋通络,活血止痛,止咳平喘。用于风湿痹病,关节肿胀,疼痛麻木,跌扑损伤,

闪腰岔气，咳嗽气喘。

2. 主要化学成分及性质

穿山龙中含有多种甾体皂苷，有水溶性皂苷和不溶性皂苷，结构多数不详，总皂苷水解可得薯蓣皂苷元。

薯蓣皂苷元为无定形粉末或针状结晶，熔点288℃。可溶于乙醇、甲醇、乙酸，难溶于乙醚等弱极性有机溶剂，不溶于水。

薯蓣皂苷元的分子式$C_{27}H_{42}O_{3}$，分子量414.61，为白色结晶性粉末，熔点204～207℃，旋光度为129.3°（C＝1.4 三氯甲烷）。可溶于常用有机溶剂及乙酸中，不溶于水。

薯蓣皂苷元主要分布在薯蓣科薯蓣属（*Dioscorea*）植物中，一般含量约为1%～3%，我国薯蓣科植物资源丰富，共有80余种，其中只有薯蓣根茎组的17种、1亚种及2变种含有甾体皂苷元，其他则含有多量淀粉，无皂苷元。我国薯蓣科植物中已用于生产的主要有穿山龙（*D. nipponica* Makino）、盾叶薯蓣（*D. zingiberensis* C. H. Wright）、黄山药（*D. panthaica* Prain et Burk.）等。目前，薯蓣皂苷元是制造多种甾体药物如口服避孕药（Ⅰ号，Ⅱ号避孕药片）和甾体激素（如可的松）等的重要原料。

二、实训原理

在植物体内薯蓣皂苷是薯蓣皂苷元与葡萄糖、鼠李糖结合成的。提取分离时，一般是先用稀酸将薯蓣皂苷水解成薯蓣皂苷元与单糖（葡萄糖、鼠李糖）。因薯蓣皂苷元不溶于水，混存于植物残渣中，故可用有机溶剂（如石油醚）直接从植物残渣中提取出薯蓣皂苷元。

三、实训材料

1. 试剂药品

穿山龙药材、薯蓣皂苷元标准品、乙酸酐、乙酸乙酯、碳酸钠、乙醇、硫酸、三氯甲烷、甲醇、薄层用硅胶、CMC-Na、磷钼酸。

2. 仪器设备及耗材

电子天平、pH试纸、旋转蒸发仪、恒温水浴锅、带塞三角烧瓶、蒸发皿、研钵、圆底烧瓶、索氏提取器、布氏漏斗、抽滤瓶、球形冷凝管。

四、实训方法

1. 薯蓣皂苷元的水解、提取和分离

将穿山龙粗粉 50g 置于圆底烧瓶中，加水 200mL，浓 H_2SO_4 20mL，室温浸泡 24h，文火加热回流 4~6h，放冷，倾出酸水液，酸性药渣用清水反复漂洗。然后将药渣倒入研钵中，加入 Na_2CO_3 粉末，反复研磨调 pH 至中性，水洗，抽干中性药渣。低温（60℃）干燥，干燥药渣置研钵中研成细粉，置索氏提取器中，以石油醚（60~90℃沸程）150mL 为溶剂连续回流提取 4~5h。石油醚提取液回收石油醚至剩 10~15mL 时，迅速倾入小三角烧瓶中，密闭，放置冰箱析晶 48h，过滤滤液，沉淀用少量冷石油醚洗涤，抽干。薯蓣皂苷元粗品用无水乙醇或三氯甲烷：甲醇（1∶3）重结晶，薯蓣皂苷元精制品干燥、称重、计算收率。薯蓣皂苷元水解、提取和分离的具体流程见下图 3-16。

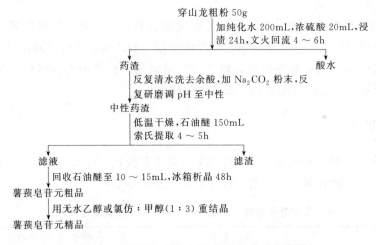

图 3-16 薯蓣皂苷元水解、提取和分离流程图

2. 薯蓣皂苷元的鉴定

（1）理化鉴定

① 熔点测定（204~209℃）

② 乙酸酐-浓硫酸反应

③ 三氯甲烷-浓硫酸试验

（2）薄层色谱鉴定

样品：1%自制薯蓣皂苷元乙醇溶液

标准品：1%薯蓣皂苷元乙醇溶液

展开剂：苯-乙酸乙酯（8∶2）

吸附剂：硅胶 G-CMC 硬板

显色剂：1%磷钼酸乙醇溶液。喷雾后 105℃加热 10～20min

实验结果记录，观察斑点颜色，记录图谱并计算 R_f 值。

五、实训说明及注意事项

1. 原料经酸水解后应充分水洗至中性，免得药渣烘干时造成炭化。

2. 在干燥水解药渣的过程中，应注意经常翻动和压散团块，便于快速干燥。

3. 在索氏连续提取过程中，保持石油醚微微沸腾即可，石油醚极易挥发，水浴温度不宜过高。通过降低循环冷凝水的温度也可得到同样效果。

4. 检查薯蓣皂苷元是否提尽，可用乙酸酐-浓硫酸反应。取提取液数滴，滴于白瓷皿中，挥散溶剂，观察有无残留物，然后用乙酸酐-浓硫酸反应，阴性者表明已提取完成。

5. 所得薯蓣皂苷元（粗品）用石油醚抽洗后，即可测定熔点，熔点不合格时，才进行重结晶。

6. 回收石油醚的蒸馏操作，不必另换蒸馏装置，只需将索氏提取器中的滤纸筒取出，再照原样装好，继续加热回收圆底烧瓶中的溶剂，待溶剂液面增高至虹吸管顶部弯曲处 1cm 处，暂停回收，取下索氏提取器，将其中石油醚移至另外容器中。如此反复操作，即可完成回收石油醚的操作。

六、实训思考

1. 试设计一种从穿山龙中提取薯蓣皂苷的工艺流程，并说明提取、分离原理。
2. 使用石油醚作提取溶剂时，操作中应注意哪些事项？

穿山龙中薯蓣皂苷元的提取、分离、制备和鉴定评分表

项目	评分标准	分值	得分	备注
着装	服装合适,规范整洁	5		
实训态度	实训前积极预习、做好准备工作;实训时认真负责、团队协作性好;实训后及时完成报告	10		
称重、粉碎	粉碎操作合理;正确操作电子天平,药品称量准确,注意节约试药用量	5		
酸水解	正确量取、添加试剂溶液;碱化操作正确;减压过滤、干燥操作正确	15		
连续回流法、结晶法提取分离	正确量取、添加试剂溶液;正确搭建连续回流装置和提取操作;旋转蒸发仪使用和溶剂回收、结晶、减压过滤、干燥操作正确;正确计算得率	20		
鉴定	理化鉴定操作正确;薄层点样、展开、显色及观察正确	15		

续表

项　目	评分标准	分值	得分	备　注
实验过程记录	准确记录实验实训过程数据、现象和结果	5		
实训室管理	仪器清洗、摆放;废液入桶;实训室卫生;水、电、窗关闭;实训室使用记录情况	10		
实训报告	报告内容完整度和正确性;数据可靠性;结果和结论的合理性;页面整洁性	15		
总分				
实践反思				

项目八

其他天然药物化学成分提取、分离与鉴定技术

任务 1　黄芪中多糖的提取、分离与鉴定

实训目标

知识目标

1. 了解黄芪的来源及资源分布。
2. 熟悉黄芪中多糖的结构类型、特点。
3. 掌握黄芪多糖的主要化学成分及理化性质。
4. 掌握 Bio-gel P60 凝胶的特性及原理。

能力目标

1. 依据黄芪多糖的理化性质，采用回流法、水溶醇沉法和凝胶柱色谱法进行黄芪多糖的提取、分离和纯化。
2. 能够运用理化法鉴定黄芪多糖。
3. 学会 Bio-gel P60 凝胶色谱的操作和应用。

一、概述

1. 黄芪来源及作用

黄芪为豆科植物蒙古黄芪 *Astragalus membranaceus*（Fisch.）Bge. var. *mongholicus*（Bge.）Hsiao 或膜荚黄芪 *A. membranaceus*（Fisch.）Bge. 的干燥根。主产于山西、黑龙江、内蒙古等地。以栽培的蒙古黄芪为佳。黄芪性微温，味甘。功效：补气升阳，固表止汗，利尿消肿，生津养血，行滞通痹，托毒排脓，敛疮生肌。主要用于气虚乏力，食少便溏，中气下陷，久泻脱肛，便血崩漏，表虚自汗，气虚水肿，内热消渴，血虚萎黄，半身不遂，痹痛麻木，痈疽难溃，久溃不敛。

2. 主要化学成分及性质

黄芪的主要化学成分是皂苷类、黄酮类和多糖类，其中多糖类有葡聚糖 AG-1、AG-2 及两种杂糖 AH-1、AH-2 等。AG-1 为水溶性多糖，确定为 α(1→4)(1→6) 葡聚糖；AH-1 为水溶性，水解后纸色谱可检出半乳糖醛酸、葡萄糖醛酸、葡萄糖、鼠李糖及阿拉伯糖等物质。

二、实训原理

黄芪多糖是水溶性极性大分子化合物，作为黄芪纤维质的组成部分，其提取收率取决于黄芪纤维质的溶胀作用和溶解性，利用在碱性条件下纤维之间的酯键易断裂而发生剥皮反应，使更多的多糖得以游离而被提取出来，因此黄芪多糖可采用不同温度的水和弱碱溶液提取，再利用不同多糖的醇溶性和凝胶色谱技术分离。

三、实训材料

1. 试剂药品

黄芪粗粉、α-萘酚、硫酸、碱性酒石酸铜试液、乙醇、正丁醇、三氯甲烷、氧化钙、丙酮、Bio-gel P60 凝胶。

2. 仪器设备及耗材

电子天平、滤纸、旋转蒸发仪、循环水真空泵、恒温水浴锅、小型粉碎机、圆底烧瓶、烧杯、布氏漏斗、抽滤瓶、量筒、离心机、坩埚、马沸炉、紫外分光光度仪、球形冷凝管、电热套、真空干燥箱。

四、实训方法

(一) 黄芪多糖的提取、分离

1. 黄芪多糖的提取

称取黄芪粗粉 50g，置于 1000mL 圆底烧瓶中，加入 8 倍量的蒸馏水，CaO 或 Na_2CO_3 调 pH 至 9~10，浸泡 1h。将圆底烧瓶放入电热套中煎煮提取 2h，纱布过滤，滤渣再加 5 倍量的水煎煮提取 2h，过滤，合并两次滤液。将滤液减压浓缩至 50mL，调 pH 至 6.5 左右，加 2 倍量乙醇使浓度达 60%，静置，减压过滤，沉淀加水溶解，过滤，水溶液减压浓缩至 50mL，再加乙醇使浓度达 80%，低温静置，过夜，倾出上清液，沉淀加入乙醇搅拌，过滤，丙酮洗 2 次，真空干燥。

2. 黄芪多糖的分离

(1) 分级醇沉　取黄芪多糖总提取物加水溶解，配制成质量浓度 40% 的黄芪多糖溶液，8000r/min 离心取上清液，在上清液内加乙醇调至醇浓度为 10%，收集沉淀，将上清液醇浓度调节为 20%，再次收集沉淀，将上清液醇浓度调节为 30%，依此类推至醇浓度为 90%。将各浓度下的醇沉物旋转蒸发后减压干燥，计算多糖的得率。

(2) Bio-gel P60 凝胶柱色谱　将分级醇沉得到的样品分别配制成质量浓度为 8% 的多糖溶液，Bio-gel P60 凝胶柱色谱 (1.5cm×100cm) 流速为 20mL/h，UV 206nm 结合硫酸/α-萘酚法检测糖峰。收集糖峰，旋转蒸发仪浓缩至多糖黏附于侧壁，置真空干燥箱内减压干燥过夜，获得黄芪多糖各组分。

(二) 黄芪多糖的鉴定

1. 灼烧法　将真正的黄芪多糖放在锡箔纸上或坩埚中，用 350℃ 高温加热会产生冒泡状沸腾，呈蜂窝状结块。

2. Molisch 反应　取该品 50～100mg，加水 5mL，使完全溶解后，加 10% α-萘酚乙醇溶液 3 滴，摇匀后，沿试管壁缓缓加硫酸 0.5～1mL，观察并记录现象。

3. 碱性酒石酸铜反应　取该品约 10mg，加水 2mL 使完全溶解，浸没滴入温热的碱性酒石酸铜试液中，水浴加热 15～20min，观察并记录现象。

五、实训说明及注意事项

1. 黄芪多糖的物理性状　黄芪多糖在乙醇中形似豆腐花，呈灰白色，经洗涤沉淀后的滤渣为黄芪多糖。干燥的黄芪多糖为灰白色粉末，易溶于水，溶液乳白色，无杂质。

2. 黄芪多糖作为黄芪纤维的组成部分，纤维在水中的溶胀作用和溶解性差，因此水提取法提取率低。在碱性溶液溶胀作用下，纤维之间的酯键易断裂而发生剥皮反应，黄芪多糖溶解性显著增加，从而提高回收率。因此黄芪多糖应尽量避免在酸性条件下提取。

3. 回流提取过程中，只要保持微沸腾即可。

4. 减压浓缩时，浓缩液的量不宜太多，耗费乙醇，降低提取率。

5. Molisch 反应中，滴加硫酸应注意安全。

六、实训思考

黄芪多糖的提取方法还有哪些？试通过查阅文献资料简要回答 2～3 种。

黄芪中多糖的提取、分离与鉴定评分表

项目	评分标准	分值	得分	备注
着装	服装合适，规范整洁	5		
实训态度	实训前积极预习、做好准备工作；实训时认真负责、团队协作性好；实训后及时完成报告	10		

续表

项目	评分标准	分值	得分	备注
称重、粉碎	粉碎操作合理；正确操作电子天平，药品称量准确，注意节约试药用量	5		
煎煮法提取	正确量取、添加试剂溶液；正确搭建煎煮装置和提取操作；正确减压过滤、干燥操作	15		
水溶醇沉法和凝胶色谱法分离	正确量取、添加试剂溶液；凝胶处理、装柱、上样和洗脱、再生正确；检测操作正确；旋转蒸发仪使用和浓缩正确；正确的减压过滤、干燥操作	20		
鉴定	理化鉴定操作正确；薄层点样、展开、显色及观察正确	15		
实验过程记录	准确记录实验实训过程数据、现象和结果	5		
实训室管理	仪器清洗、摆放；废液入桶；实训室卫生；水、电、窗关闭；实训室使用记录情况	10		
实训报告	报告内容完整度和正确性；数据可靠性；结果和结论的合理性；页面整洁性	15		
总分				
实践反思				

任务 2 五倍子中鞣质的提取、分离与鉴定

实训目标

知识目标

1. 了解五倍子的来源及资源分布。
2. 熟悉五倍子中鞣质的结构类型、特点。
3. 掌握五倍子鞣质的主要化学成分及理化性质。

能力目标

1. 依据五倍子鞣质理化性质，应用温浸渍法、离子交换色谱法进行提取、分离和纯化。
2. 能够运用化学法鉴定五倍子鞣质。
3. 熟练离子交换树脂的操作和应用。

一、概述

1. 五倍子来源及作用

五倍子为漆树科植物盐肤木 *Rhus chinensis* Mill.、青麸杨 *Rhus potaninii* Maxim. 或红麸杨 *Rhus punjabensis* Stew. var. *sinica*（Diels）Rehd. et Wils. 叶上

的虫瘿，主要由五倍子蚜 *Melaphis chinensis* (Bell) Baker 寄生而形成。按外形分"角倍"与"肚倍"，我国大部分地区均有分布，主产于四川，角倍的产量大，肚倍的质量佳。五倍子性味酸、涩，寒。归肺、大肠、肾经。功效：敛肺降火，涩肠止泻，敛汗，止血，收湿敛疮。用于肺虚久咳，肺热痰嗽，久泻久痢，盗汗，消渴，便血痔血以及外伤出血，痈肿疮毒，皮肤湿烂。

2. 主要化学成分及性质

五倍子中主要化学成分为五倍子鞣质，含量约 60%～70%，其他含有没食子酸、脂肪、树脂和蜡质等。

五倍子鞣质为混合物，由 1 分子 D-葡萄糖与 6～8 分子没食子酸缩合形成，属 β-糖苷键衍生物。浅黄白色或浅棕色无定形粉末，或为疏松有光泽的鳞片，或为海绵状块，有微弱特殊臭味，涩舌。极易溶于甘油，易溶于水、乙醇或稀乙醇，几乎不溶于乙醚、苯、三氯甲烷、石油醚。

二、实训原理

利用五倍子鞣质溶于水、乙醇等，不溶于亲脂性有机溶剂的性质，采用水提取，并通过阳离子树脂去除水溶性无机盐杂质，获得较纯的鞣质。

三、实训材料

1. 试剂药品

五倍子粗粉、732 型阳离子交换树脂、活性炭、盐酸、氢氧化钠、乙醇、$FeCl_3$、铁氰化钾氨溶液、明胶溶液。

2. 仪器设备及耗材

烧杯、抽滤瓶、滤纸、pH 试纸、布氏漏斗、旋转蒸发仪、小型粉碎机、循环水真空泵、量筒、试管、薄层色谱板、恒温电热水浴锅、电子天平、铁研船、真空干燥箱、色谱柱、三角漏斗。

四、实训方法

1. 五倍子鞣质提取分离

称取五倍子粗粉 10g，置 300mL 烧杯中，加入 4 倍量的水，在温度 40～50℃ 水浴中浸渍 12h 后减压抽滤，滤液冷却至 5～8℃，加 0.1g 活性炭脱色，再过滤，得粗提液。

称取 732 型阳离子交换树脂 30g 加入到 500mL 烧杯中，用蒸馏水洗至无浑浊，取带砂芯的 20mm×300mm 的色谱柱，湿法装柱，先用 4% 盐酸溶液 50mL 洗脱，水洗至中性，再以 4% 氢氧化钠溶液 50mL 洗脱，水洗至中性，重复 4% 盐酸溶液洗脱，水洗至中性。将粗提液缓慢通过树脂柱，得交换液。减压浓缩交换液至原体积的 1/3，缓慢倒入 2 倍量的 90%～95%的乙醇中，搅拌，静置沉淀，过滤，浓缩滤液，浓缩物真空低温干燥，得五倍子鞣质。流程见图 3-17。

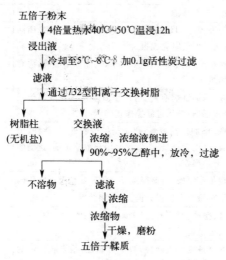

图 3-17　五倍子鞣质提取分离的流程图

2. 五倍子鞣质的鉴定

取五倍子干燥提取物约 100mg 于大试管中，加蒸馏水 10mL 溶解，过滤，作为试液供下面实验使用。

（1）取五倍子提取物试液 1mL 于试管中，滴加 $FeCl_3$ 试液 1～2 滴，观察并记录现象。

（2）取五倍子提取物试液 1mL 于试管中，滴加铁氰化钾氨溶液 1～2 滴，观察并记录现象。

（3）取五倍子提取物试液 1mL 于试管中，滴加 4% 明胶溶液 1～2 滴，观察并记录现象。

五、实训说明及注意事项

1. 温浸渍的温度不宜过高，温度高可能使鞣质聚集成颗粒，影响提取得率。
2. 五倍子粉碎成细粉，更有利于鞣质的溶出。
3. 粗提取液通过阳离子交换树脂柱时，速度不宜太快，一般 2～5mL/min，速度快交换不彻底。

六、实训思考

1. 粗提液通过阳离子交换树脂的目的是什么？

2. 五倍子鞣质提取物为何需要低温真空干燥？

五倍子中鞣质的提取、分离与鉴定评分表

项　目	评分标准	分值	得分	备　注
着装	服装合适,规范整洁	5		
实训态度	实训前积极预习、做好准备工作；实训时认真负责、团队协作性好；实训后及时完成报告	10		
称重、粉碎	粉碎操作合理；正确操作电子天平,药品称量准确,注意节约试药用量	5		
浸渍法提取	正确量取、添加试剂溶液；搭建浸渍装置和提取操作正确；脱色操作正确；减压过滤操作正确	15		
离子交换树脂色谱法分离	正确量取、添加试剂溶液；离子交换树脂处理、装柱、上样和洗脱、再生正确；旋转蒸发仪使用和浓缩正确；正确的减压过滤、干燥操作	20		
鉴定	正确的理化鉴定操作；薄层点样、展开、显色及观察正确	15		
实验过程记录	准确记录实验实训过程数据、现象和结果	5		
实训室管理	仪器清洗、摆放；废液入桶；实训室卫生；水、电、窗关闭；实训室使用记录情况	10		
实训报告	报告内容完整度和正确性；数据可靠性；结果和结论的合理性；页面整洁性	15		
总分				
实践反思				

任务 3　金银花中绿原酸的提取、分离与鉴定

实训目标

知识目标

1. 了解金银花的来源及资源分布。

2. 熟悉金银花中绿原酸的结构类型、特点。

3. 掌握金银花中主要化学成分及理化性质。

能力目标

1. 依据金银花中绿原酸理化性质，运用煎煮法、萃取法和试剂沉淀法进行提取、分离和纯化。

2. 能够使用化学法鉴定有机酸。

一、概述

1. 金银花来源及作用

金银花为忍冬科植物忍冬 *Lonicera japonica* Thunb. 的干燥花蕾或带初开的

花。夏初花开前采收,主产于河南、山东等地,产自河南省密县的金银花为"密银花",质量较好。金银花性味甘,寒。归肺、心、胃经。功效:清热解毒,疏散风热。用于痈肿疔疮,喉痹,丹毒,热毒血痢,风热感冒,温病发热。

2. 主要化学成分及性质

金银花中主要化学成分为绿原酸和少量的异绿原酸,此外,尚有挥发油(主要为芳樟醇、香叶醇、丁香醇等)、黄酮苷类(如木犀草苷)、三萜及无机元素等。

绿原酸,为咖啡酸与奎宁酸结合成的缩酚酸,具有较强的酸性,能使石蕊试纸变红,可与 $NaHCO_3$ 生成盐,其半水合物为针状结晶,110℃变为无水化合物,熔点208℃,$[\alpha]$ 20/D-35.2°(C=2.8)。可溶于水,易溶于热水、乙醇及丙酮,极微溶于乙酸乙酯。《中华人民共和国药典》2020版规定以金银花干燥品计算,含绿原酸不得少于1.5%。绿原酸化学结构式如下:

绿原酸

二、实训原理

绿原酸在热水中溶解度较大,采用煎煮法提取,再与石灰乳生成沉淀,在乙醇中利用硫酸根脱去钙离子,回收乙醇,用正丁醇萃取,与其他杂质分离后加入三氯甲烷,沉淀分离得到绿原酸。

三、实训材料

1. 试剂药品

金银花、石灰乳、硫酸、盐酸、乙醇、氢氧化钠、正丁醇、三氯甲烷。

2. 仪器设备及耗材

圆底烧瓶、烧杯、pH试纸、滤纸、布氏漏斗、抽滤瓶、量筒、试管、电子天平、分液漏斗、旋转蒸发仪、电热套、电恒温数显干燥箱、循环水真空泵、真空干燥箱、小型粉碎机。

四、实训方法

1. 绿原酸提取分离

称取金银花粗粉30g,置1000mL圆底烧瓶中,加入15倍量的蒸馏水,浸泡

30min。将圆底烧瓶放入电热套中煎煮1h,趁热过滤,滤渣再加10倍量的水煎煮30min,趁热过滤,合并两次滤液。趁热将滤液减压浓缩至药材量的4~5倍,缓缓加20％石灰乳至pH＝10左右,静置20min,减压抽滤得沉淀物。沉淀物加入300mL的烧杯中,加2倍量的乙醇混悬,在充分搅拌下滴加50％硫酸至pH＝3左右,产生沉淀,减压抽滤。滤液滴加40％氢氧化钠溶液调pH至6~7,减压回收乙醇。加入2~3倍的水,用盐酸调pH至2~3,以正丁醇萃取2~3次。在正丁醇萃取液中逐渐加入三氯甲烷,至沉淀完全,减压抽滤,真空干燥。

2. 绿原酸鉴定反应

(1) pH试纸实验　称取0.1g绿原酸,放入试管中,加入5mL蒸馏水溶解,用玻璃棒蘸取少量溶液在pH试纸上,观察并记录现象。

(2) 溴酚蓝实验　将有机酸的提取液滴在滤纸上,再滴加0.1％溴酚蓝试剂1~2滴,观察并记录现象。

五、实训说明及注意事项

1. 金银花粉末适当浸泡更有利于有效成分的提取。
2. 在煎煮时保持微沸即可。
3. 使用石灰乳调节pH值时,pH值不宜过大,碱性越强,绿原酸分解越快,提取得率越低。
4. 绿原酸不是很稳定,温度和空气中的氧气可使其分解氧化,宜低温真空干燥。

六、实训思考

1. 采用煎煮法提取绿原酸原理是什么？是否可以采用其他溶剂提取？
2. 调节乙醇pH值时,使用的是50％硫酸,能否用盐酸代替？
3. 在正丁醇萃取液中加入三氯甲烷分离绿原酸,是应用的哪种分离方法？

金银花中绿原酸的提取、分离与鉴定评分表

项　目	评分标准	分值	得分	备　注
着装	服装合适,规范整洁	5		
实训态度	实训前积极预习、做好准备工作;实训时认真负责、团队协作性好;实训后及时完成报告	10		
称重、粉碎	粉碎操作合理;正确操作电子天平,药品称量准确,注意节约试药用量	5		
煎煮法提取	正确量取、添加试剂溶液;正确搭建煎煮装置和提取操作;旋转蒸发仪使用和浓缩正确;减压过滤操作正确	20		
碱溶酸沉法、萃取法、试剂沉淀法分离	正确量取、添加试剂溶液;分液漏斗使用和萃取操作正确;减压过滤、干燥操作正确	20		

续表

项　　目	评分标准	分值	得分	备　注
鉴定	理化鉴定操作正确	10		
实验过程记录	准确记录实验实训过程数据、现象和结果	5		
实训室管理	仪器清洗、摆放；废液入桶；实训室卫生；水、电、窗关闭；实训室使用记录情况	10		
实训报告	报告内容完整度和正确性；数据可靠性；结果和结论的合理性；页面整洁性	15		
总分				
实践反思				

模块四

附录

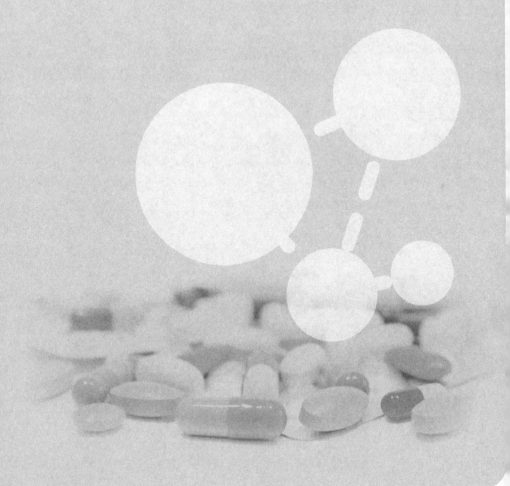

附录一
天然药物化学成分检出试剂配制法

一、生物碱检出试剂

1. 碘化铋钾（Dragendorff）试剂

取次硝酸铋 3g 溶于 17mL 30% 硝酸（相对密度 1.18）中，在搅拌下慢慢加碘化钾浓水溶液（27g 碘化钾溶于 20mL 水），静置一夜，取上层清液，加蒸馏水稀释至 100mL。

改良的碘化铋钾试剂：甲液，0.85g 次硝酸铋溶于 10mL 冰乙酸，加水 40mL；乙液，8g 碘化钾溶于 20mL 水中。溶液甲和乙等量混合，于棕色瓶中可以保存较长时间，可作为沉淀试剂，如作色谱显色剂，可取上述混合液 1mL 与乙酸 2mL，混合即得。

目前市场上碘化铋钾试剂可直接供配制：7.3g 碘化铋钾，冰乙酸 10mL，加蒸馏水 60mL。

2. 碘化汞钾（Mayer）试剂

氯化汞 1.36g 和碘化钾 5g 各溶于 20mL 水中，混合后加水稀释至 100mL。

3. 碘-碘化钾（Wagner）试剂

1g 碘和 10g 碘化钾溶于 50mL 水，加热，加 2mL 乙酸，再用水稀释至 100mL。

4. 硅钨酸试剂

5g 硅钨酸溶于 100mL 水中，加盐酸少量至 pH=2 左右。

5. 苦味酸试剂

1g 苦味酸溶于 100mL 水中。

6. 鞣酸试剂

鞣酸 1g 加乙醇 1mL 溶解后再加水至 10mL。

7. 硫酸铈-硫酸试剂

0.1g 硫酸铈混悬于 4mL 水中，加入 1g 三氯乙酸，加热至沸，逐滴加入浓硫酸至澄清。

8. 磷钼酸和磷钨酸试剂

显色剂：5%～10%的磷钼酸或磷钨酸的乙醇溶液。喷洒后120℃加热。

沉淀剂：磷钼酸钠 20g 溶于硝酸中，加水使成 10%溶液。

9. 雷氏铵盐试剂

2%硫氰化铬铵溶液（临用时配制）。

二、苷类检出试剂

（一）糖的检出试剂

1. 碱性酒石酸铜（Fehling）试剂

甲液：结晶硫酸铜 6.23g，加水至 100mL。

乙液：酒石酸钾钠 34.6g 和氢氧化钠 10g，溶解后加水至 100mL。

贮存于具塞的试剂瓶中，应用时取甲液、乙液等量混合。

2. α-萘酚（Molisch）试剂

甲液：α-萘酚 1g 溶于 10mL 75%乙醇中。

乙液：浓硫酸。

在试管中加 1～2 滴 α-萘酚醇液，沿壁缓慢加浓硫酸 1mL，界面处有紫环，即为糖的正反应。

3. 氨性硝酸银（Tollens）试剂

硝酸银 1g，加水 20mL 溶解，注意滴加适量的氨水，随加随搅拌，至开始产生的沉淀将近全溶为止，过滤。

4. α-去氧糖显色试剂

（1）三氯化铁-冰乙酸（Keller-Kiliani）试剂

甲液：1%三氯化铁溶液 0.5mL，加冰乙酸至 100mL。

乙液：浓硫酸。

（2）咕吨氢醇-冰乙酸（Xanthydrol）试剂　10mg 咕吨氢醇溶于 100mL 冰乙酸（含 1%盐酸）。

（二）酚类

1. 三氯化铁试剂

1%～5%三氯化铁的水溶液或乙醇溶液，并加入少许盐酸。

2. 三氯化铁-铁氰化钾试剂

甲液：2%三氯化铁水溶液。

乙液：1%铁氰化钾水溶液。

应用时甲液、乙液等体积混合或分别滴加。

3. 4-氨基氨替比林-铁氰化钾（Emerson）试剂

甲液：2% 4-氨基安替比林乙醇液。

乙液：8%铁氰化钾水溶液。

先喷甲液，再喷乙液后，将薄层板放于含有25%氨水的密闭容器中显红橙色至淡红色。

4. 重氮化试剂

本试剂系由对硝基苯胺和亚硝酸钠在强酸下经重氮化作用而成，由于重氮盐不稳定很易分解，本试剂应在临用时配制。

甲液：对硝基苯胺0.35g，溶于浓盐酸5mL，加水至50mL。

乙液：亚硝酸钠5g，加水至50mL

应用时取甲、乙液等量在冰水浴中混合后，方可使用。

5. Gibb's试剂

甲液：0.5% 2,6-二氯苯醌亚胺的乙醇溶液。

乙液：硼酸-氯化钾-氢氧化钾缓冲液（pH9.4）。

应用时甲液和乙液按1：1～1：10的比例混合。

以上试剂配制法中：水是指蒸馏水；不指出溶剂的即为水溶液；醇指95%乙醇；试剂配制后应澄清，如不澄清可过滤。

（三）内酯、香豆素类

1. 异羟肟酸铁试剂

溶液Ⅰ：7%盐酸羟胺甲醇溶液。

溶液Ⅱ：10%氢氧化钾甲醇溶液。

溶液Ⅲ：1g 三氯化铁溶于100mL 1%盐酸中。

试管反应时先加Ⅰ、Ⅱ，然后再加Ⅲ。

作显色剂时将Ⅰ、Ⅱ两液按1：2比例混合，过滤，用滤液喷洒，再喷洒溶液Ⅲ。

2. 4-氨基安替比林-铁氰化钾试剂

3. 重氮化试剂

进行试验时样品应先加3%碳酸钠溶液加热处理，再分别滴加试剂。

4. 开环-闭环试剂

溶液Ⅰ：1%氢氧化钠溶液。

溶液Ⅱ：2%盐酸溶液。

取 1mL 样品的乙醇溶液，加 2mL 溶液Ⅰ，置沸水浴上加热 3~4min，溶液比未加热时澄清，再加溶液Ⅱ酸化（pH=2），放置，溶液又变为浑浊。

（四）黄酮类

1. 盐酸-镁粉试剂

浓盐酸和镁粉。

2. 三氯化铝试剂

2%三氯化铝甲醇溶液。

3. 乙酸镁试剂

0.5%~2%乙酸镁甲醇溶液。

4. 氢氧化钾试剂

10%氢氧化钾水溶液。

5. 氧氯化锆试剂

10%氧氯化锆甲醇溶液。

6. 锆-枸橼酸试剂

甲液：2%氧氯化锆甲醇液。

乙液：2%枸橼酸甲醇液。

使用时分别加入甲液和乙液。

7. 硼氢化钾（钠）试剂

2%四氢硼钾的甲醇溶液。

（五）蒽醌类

1. 氢氧化钾试剂

10%氢氧化钾水溶液。

2. 乙酸镁试剂

0.5%乙酸镁甲醇溶液。

3. 1%硼酸试剂

1%硼酸水溶液。

4. 浓硫酸试剂

浓硫酸。

5. Bornträger 试剂

2%氢氧化钠或 2%碳酸钠溶液（或甲醇溶液）。

（六）强心苷类

1. 3,5-二硝基苯甲酸（Kedde）试剂

甲液：2% 3,5-二硝基苯甲酸甲醇液。

乙液：1mol/L 氢氧化钾甲醇溶液：

应用前甲、乙两液等量混合。

2. 碱性苦味酸（Baljet）试剂

甲液：1%苦味酸水溶液。

乙液：10%氢氧化钠溶液。

3. 亚硝基铁氰化钠-氢氧化钠（Legal）试剂

甲液：吡啶。

乙液：0.5%亚硝基铁氰化钠溶液。

丙液：10%氢氧化钠溶液。

（七）皂苷类

1. 溶血试验

2%红细胞生理盐水混悬液：新鲜兔血（由心脏或耳缘静脉取血），适量，用洁净小毛刷迅速搅拌，除去纤维蛋白并用生理盐水反复离心洗涤至上清液无色后，量取沉降红血球用生理盐水配成 2%混悬液，贮冰箱内备用（贮存期 2～3d）。

2. 乙酸酐-浓硫酸（Liebermann-Burchard）试剂

甲液：乙酸酐。

乙液：硫酸。

样品蒸干溶于乙酸酐，沿管壁小心加入浓硫酸。

3. 浓硫酸试剂

浓硫酸。

（八）含氰苷类

1. 苦味酸钠试剂

适当大小的滤纸条，浸入苦味酸饱和水溶液；浸透后取出晾干，再浸入 10%碳酸钠水溶液内，迅速取出晾干即得。

2. 亚铁氰化铁（普鲁士蓝）试剂

甲液：10%氢氧化钠液。

乙液：10%硫酸亚铁水溶液，用前配制。

丙液：10%盐酸。

丁液：5％三氯化铁液。

三、萜类、甾体类检出试剂

1. 香草醛-浓硫酸试剂

5％香草醛浓硫酸液，或 0.5g 香草醛溶于 100mL 硫酸-乙醇（4∶1）溶液中。

2. 三氯化锑（Carr-Price）试剂

25g 三氯化锑溶于 15g 三氯甲烷中（亦可用三氯甲烷或四氯化碳的饱和溶液）。

3. 五氯化锑试剂

五氯化锑-三氯甲烷（或四氯化碳）1∶4，用前新鲜配制。

4. 乙酸酐-浓硫酸试剂

5. 三氯甲烷-浓硫酸试剂

甲液：三氯甲烷（溶解样品）。

乙液：浓硫酸。

6. 间二硝基苯试剂

甲液：2％间二硝基苯乙醇液。

乙液：14％氢氧化钾甲醇液。

用前甲、乙两液等量混合。

7. 三氯乙酸试剂

3.3g 三氯乙酸溶于 10mL 三氯甲烷，加入 1～2 滴过氧化氢。

四、鞣质类检出试剂

1. 三氯化铁试剂

2. 三氯化铁-铁氰化钾试剂

3. 4-氨基安替比林-铁氰化钾试剂

4. 明胶试剂

10g 氯化钠，1g 明胶，加水至 100mL。

5. 对甲基苯磺酸试剂

20％对甲基苯磺酸三氯甲烷溶液。

6. 铁铵明矾试剂

硫酸铁铵结晶[$FeNH_4(SO_4) \cdot 12H_2O$]1g，加水至 100mL。

五、氨基酸多肽、蛋白质检出试剂

1. 双缩脲（Biuret）试剂

甲液：1％硫酸铜溶液。

乙液：40％氢氧化钠液。

应用前等量混合。

2. 茚三酮（Ninhydrin）试剂

0.3g 茚三酮溶于正丁醇 100mL 中，加乙酸 3mL（或 0.2g 茚三酮溶于 100mL 乙醇或丙酮中）。

3. 鞣酸试剂

六、有机酸检出试剂

1. 溴麝香草酚蓝试剂

0.1％溴麝香酚蓝（或溴酚蓝、溴甲酚绿）乙醇液。

2. 吖啶试剂

0.005％吖啶乙醇液。

3. 芳香胺-还原糖试剂

苯胺 5g，木糖 5g，溶于 50％乙醇溶液中。

七、其他检出试剂

1. 重铬酸钾-硫酸

5g 重铬酸钾溶于 100mL 40％硫酸。

2. 荧光素-溴试剂

甲液：0.1％荧光素乙醇液。

乙液：5％溴的四氯化碳溶液。

甲液喷、乙液熏。

3. 碘蒸气

4. 硫酸液

5％硫酸乙醇液或 15％浓硫酸正丁醇液或浓硫酸-乙酸（1∶1）。

5. 磷钼酸、硅钨酸或钨酸试剂

3％～10％磷钼酸、硅钨酸或钨酸乙醇液。

6. 碱性高锰酸钾试剂

甲液：1％高锰酸钾液。

乙液：5％碳酸钠液，用时等体积混合。

7. 2,4-二硝基苯肼试剂

取 2,4-二硝基苯肼 1g，溶于 36％盐酸 10mL 后加到 1000mL 的乙醇中。

附录二

天然药物中各类化学成分的鉴定方法

一、挥发油和油脂

1. 油斑试验

将试液滴于滤纸上,能自然挥发或加热后挥发者可能为挥发油。如果出现持久性的透明斑点,可能为油脂。

2. 茴香醛-硫酸试剂反应

硫酸 1mL 加至 50mL 冰乙酸中,冷却后加入茴香醛 0.5mL(必须临用时配制)。喷洒后,105℃加热,挥发油中各成分显不同颜色。

3. 碘化钾-冰乙酸-淀粉试剂

溶液Ⅰ:4%碘化钾溶液 10mL 与冰乙酸 40mL 混合,再加锌粉一小匙过滤。溶液Ⅱ:新制的 1%淀粉溶液。先喷溶液Ⅰ,5min 后大量喷溶液Ⅱ,直至薄层透明为止。显蓝色斑点为阳性反应。检查挥发油中过氧化物。

4. 2,4-二硝基苯肼试剂反应

试剂喷洒后,显黄红色斑点为阳性反应。检查挥发油中醛、酮类化合物。

5. 硝酸铈试剂反应

硝酸铈 6g 溶于 2.5%100mL 硝酸溶液中,喷洒后,黄色背景上显棕色斑点为阳性反应。检查挥发油中醇类化合物。

6. 钒酸铵(钠)-8-羟基喹啉试剂反应

1%钒酸铵(钠)溶液 1mL 和 25% 8-羟基喹啉的 6%乙醇溶液 1mL 混合,用 30mL 苯萃取,分取灰蓝色的苯溶液为试剂。喷洒后,微加热,蓝灰色背景上显淡红色斑点为阳性反应。检查挥发油中醇类成分。

挥发油组成复杂,需依据结构特征如醇、醛、酮、酚、醚、酯、内酯等选择鉴定试剂。

二、蒽醌类

1. 碱液试验（Bornträger 反应）

取试液 1mL 加 1％NaOH 溶液 1mL，即呈红→红紫色，亦有呈蓝色者，表示可能有羟基蒽醌。

2. 乙酸镁试验

取试液 0.5mL，加入试剂 2～3 滴，若有羟基蒽醌类，则会出现橙、蓝、紫色等。颜色随羟基数目、位置而定。

三、香豆素

1. 荧光试验

羟基香豆素类的极稀水溶液出现蓝色荧光，加氨后呈黄色荧光。

2. 异羟肟酸铁反应

取 1mol/L 盐酸羟胺甲醇液 0.5mL，置于小试管中，加试液数滴，加 2mol/L 氢氧化钾甲醇液使溶液呈碱性，水浴煮沸 2min，冷却后滴加 5％HCl 使溶液呈酸性，加 1％$FeCl_3$ 溶液 1～2 滴，若出现紫红色，表明试液中有香豆素或其他酯类、内酯化合物。

3. 开环闭环反应

取试品的乙醇液 2mL，加 1％NaOH 液 1mL，沸水浴加热 10min（若有沉淀，过滤除去），于澄清液中加 2％HCl 液酸化后，溶液变混浊，为内酯、香豆素类反应。

此外，还可同时取醇浸液 2mL，不加试剂，对照观察。

四、黄酮类

1. 盐酸-镁粉反应

试品的乙醇溶液，加入浓盐酸 5 滴及少量镁粉，在沸水浴上加热 1～2min，如呈现红色，表明含有游离黄酮类化合物，如不加镁粉只加浓盐酸即显红色者，可能为花青素。

多数黄酮（醇）、二氢黄酮（醇）显橙色→紫红，黄酮苷及黄酮醇苷反应不明显，查耳酮、橙酮及儿茶素类无反应。

2. 铝盐络合反应

取试样甲醇液 0.5mL，滴加 1％$AlCl_3$ 甲醇溶液，呈深黄色，放置后出现黄色荧光者为邻二酚羟基或 3-羟基、4-酮基或 5-羟基、4-酮基的黄酮类化合物。

3. 氨熏试验

将滴有试液的滤纸,加上1滴氨水,立即置紫外灯下观察,可观察到极明显的黄色荧光斑点。

4. 硼氢化钾(钠)试剂反应

取样品 1~2mg 溶于甲醇中,加等量试剂 1min 后,加数滴盐酸,呈红→紫红色为阳性反应。薄层色谱上喷试剂,5min 后放入盐酸蒸气槽内呈色。检查二氢黄酮类化合物。

五、糖、低聚糖和苷类

1. Molish 反应

取供试液 1mL 加 10% α-萘酚 1~2 滴,振摇,倾斜试管,沿管壁加入浓硫酸 1mL 界面出现紫红色环,表示含糖苷类。

2. Fehling 反应

取试品水溶液 1~2mL,加入碱性酒石酸铜试剂 1mL,沸水浴上加热 2~3min,产生棕红或砖红色沉淀(氧化亚铜),表示含还原糖。试液与 10% 硫酸煮沸 5~10min,冷却后以 10% NaOH 溶液中和,再加斐林试剂 1mL 沸水浴加热 2~3min,产生的沉淀比水解前多,表示含多糖和苷。

六、甾体、三萜皂苷类

1. 皂苷泡沫试验

取试品的中性或弱碱性热水溶液 2mL,用力振摇 1min,如产生多量泡沫,放置 10min 后泡沫没有显著消失即表明含有皂苷成分。另取两支试管,各加试品热水溶液 1mL,一管内加 5% NaOH 溶液 2mL,另一管加入 5% 盐酸溶液 2ml,将两试管用力振摇 1min 观察两管出现泡沫情况。若两管的泡沫高度相似,表明试品含三萜皂苷,如含碱液管比含酸液管的泡沫高达数倍,表明有甾体皂苷。

2. 浓硫酸-乙酸酐反应 (Liebermann-Burchard 反应)

将样品溶于醋酐中,加入浓硫酸-醋酐(1∶20)数滴,呈黄→红→蓝→紫→绿等颜色变化。此反应可以区分三萜皂苷和甾体皂苷,前者最后呈红色或紫色,后者最终呈蓝绿色。

3. 三氯甲烷-浓硫酸试验 (Salkowski)反应

将 2mL 试品的三氯甲烷液,置于试管中,沿管壁滴加浓硫酸 2mL,三氯甲烷层出现红色,硫酸层有绿色荧光。如试品不是三氯甲烷溶液,则需将其蒸干,再加 2mL 三氯甲烷溶解。

如泡沫反应明显,浓硫酸-乙酸酐反应红色不明显,可取糖、多糖及苷的水解液置分液漏斗中,加等量乙醚振摇提取,分出乙醚液,加少量无水硫酸钠脱水,挥去乙醚,再做浓硫酸-乙酸酐反应。

七、有机酸

1. pH 试纸检查（pH≤3 可能含有机酸）
2. 取试液少许加 5％AgNO$_3$ 试剂,出现白色沉淀。
3. 溴酚蓝试验

将试液滴于滤纸上,喷洒 0.1％溴酚蓝的乙醇液,立即在蓝色背景上显黄色斑色。

八、酚类与鞣质

1. 三氯化铁试验

取中性或酸性试液 3 滴,置试管中,加 1％FeCl$_3$ 溶液 1 滴,出现蓝、绿、紫色,表明可能含有酚类或鞣质（必要时可加热）。

2. 明胶沉淀试验

取供试品水溶液,过滤,加入明胶试液 1~2 滴,出现混浊或白色沉淀,说明试品中可能有鞣质。

3. 取试液 1mL,加 0.1％盐酸小檗碱溶液 2~3 滴,如变混浊有沉淀,表明试液中可能有鞣质。

4. 于滤纸上滴加试液,用三氯化铁-铁氰化钾试剂喷洒,若出现明显蓝色,表明有酚类存在。

九、生物碱

1. 试品酸性水溶液加碘化铋钾试剂产生棕色沉淀或混浊,为阳性反应。
2. 试品酸性水溶液加碘-碘化钾试剂产生橙红色沉淀或混浊,为阳性反应。
3. 试品中性水溶液与苦味酸试剂作用产生黄色沉淀或混浊,为阳性反应。
4. 试品酸性水溶液加磷钨酸试剂产生白色沉淀或混浊,为阳性反应。

十、强心苷

1. 亚硝酰铁氰化钠反应（Legal 反应）

将试品溶于 2~3 滴吡啶中,加 0.3％亚硝酰铁氰化钠溶液 1~2 滴,再滴加 10％NaOH 溶液,呈红色,渐渐消退。

2. 3,5-二硝基苯甲酸试验（Kedde 反应）

将少许试品加乙醇数滴溶解,加入 Kedde 试剂,呈紫色。

以上两反应为五元不饱和内酯环反应。

3. 三氯化铁-冰乙酸反应 (Keller-Kiliani反应)

取试液 1mL 加 0.5% $FeCl_3$，乙酸溶液 1mL，沿管壁滴加 1mL H_2SO_4，两液面间出现棕色环（或其他颜色），冰乙酸层呈绿色→蓝色。（2-脱氧糖反应，杂质多时不明显，最好分离纯化后再做）

十一、蛋白质、多肽及氨基酸

1. 双缩脲试验

取试样 0.5mL，加入 1% NaOH 溶液 1~2 滴，滴加 0.5% $CuSO_4$ 试液 2 滴，摇匀，出现紫色、红紫色表明含多肽或蛋白质。

2. 茚三酮试验

取试液 0.5mL，加入试剂 1~2 滴摇匀，沸水浴加热数分钟，应出现蓝色、紫色或红紫色，或将试液滴于滤纸上，烤干，喷洒试剂，再于 100℃加热 2~5min 呈色亦可。

附录三

常用有机溶剂的性质及回收精制

1. 甲醇

分子量 32.04，沸点 64.70℃，相对密度 0.7924，能与水、乙醇、乙醚、三氯甲烷以任何比例混溶。因不与水共沸，故用分馏法可以获得 99.8% 浓度的甲醇。绝对无水的甲醇，可用镁和碘的方法制得（同乙醇项下），甲醇易燃，有毒，对视神经有损伤，在操作中应加以注意。

精制方法：工业规格的甲醇中，主要含丙酮和甲醛杂质，可用下述方法除去。

（1）先用高锰酸钾法大致测定醛酮的含量后，加入过量盐酸羟胺，回流 4h，然后重蒸馏。

（2）将碘的碱性溶液与甲醇共热使醛或酮氧化成碘仿，然后再分馏精制。

应注意，甲醇不能用生石灰脱水，因生石灰能吸附 20% 甲醇。且甲醇与生石灰、水之间形成的复合物处于平衡状态，完全脱去水是不可能的。

2. 乙醇

分子量 46.07，沸点 78.32℃，相对密度 0.7893，与水能以任意比例混溶，蒸馏时与水共沸，共沸点 78.1℃，共沸混合液含水 4.43%，即为 95% 乙醇。

再生方法：先在用过的乙醇中加入生石灰（氧化钙）用量为每升 25～50g，加热回流脱水后，分级蒸馏，收集 76～81℃ 的馏分，含醇 30%～90%，再置于圆烧瓶中，加计算量多一倍的生石灰再蒸馏，收集 76～78℃ 的馏分，浓度可达 90.5%～99.5%。

如需绝对无水者，则可用以下二法：

（1）99.5% 乙醇 1000mL，加 27.5g 苯二甲酸二乙酯和 7g 单质钠，放置后蒸馏，得无水醇。

$$C_6H_4(COOC_2H_5)_2 + Na + 2H_2O \longrightarrow C_6H_4(COONa)_2 + 4C_2H_5OH$$

（2）93% 以上浓度的乙醇 60mL，置于 2L 容积的圆底烧瓶中加入 5g 单质镁，0.5g 碘，使发生反应促进镁溶解成醇镁，再加 900mL 乙醇，回流加热 5h，蒸馏可得 100% 乙醇。

$$2C_2H_5OH + Mg \longrightarrow (C_2H_5O)_2Mg + H_2 \uparrow$$
$$(C_2H_5O)_2Mg + 2H_2O \longrightarrow 2C_2H_5OH + Mg(OH)_2$$

乙醇如用于紫外光谱分析，则要求较高，普通发酵乙醇常混有少量醛。又无水乙醇用苯，沸蒸馏所得者常含有苯、甲苯，均不宜用于光谱分析，其精制法如下：

95%普通乙醇 100mL，加入 24mol/L H_2SO_4 25mL，在水浴上回流加热数小时以除去苯及甲苯等杂质，蒸馏。将初馏分 50mL 及残馏分 100mL 弃去，主馏分中加入硝酸银 8g，并加热使溶解，溶解后再加入粒状氢氧化钾 15g，回流加热 1h。此时溶液从具黏土色的 AgOH 悬浊液变为具有黑色还原银粒凝集沉淀的溶液。此反应约需 20~30min，如果黑色沉淀很早生成，即表示能被氧化的物质存在较多。将蒸馏后所得溶液再加入少量硝酸银和氢氧化钾（质量比 1∶2），重复上述操作直至没有黑色沉淀物生成为止，再继续加热 30min，蒸馏。再将粗馏分约 50mL 及残余馏分约 100mL 弃去，收集得出主馏分，但主馏分中有带入微量碱和银离子的可能，将会促进乙醇氧化，故应重蒸馏一次。由此法制得的乙醇含水 3%~6%，在 206nm 处透明，200nm 处有尾端吸收。

3. 乙醚

分子量 74.12，沸点 34.6℃，相对密度 0.714，在水中的溶解度为 8.11%。

再生及精制方法：用过的乙醚常含有水及醇，如用水洗涤损失很大，可用饱和氯化钙水溶液洗涤，也可同时除去乙醇，再以无水氯化钙脱水干燥，重蒸馏即得。

乙醚久置于空气中，尤其是暴露在日光下，会逐渐被氧化为醛、酸及过氧化物，当过氧化物达到万分之几时蒸馏会有发生爆炸的危险。过氧化物是否存在，可以用碘化钾溶液与少量乙醚共同振摇生成游离碘而检出。其除去法可用稀碱、浓高锰酸钾溶液、亚硫酸钠溶液依次洗涤，再用水洗，干燥，熏蒸馏。或用 $FeSO_4$ 或 10%$NaHSO_3$ 溶液振摇 1~3 次，用氧化钙干燥后熏蒸馏，贮存时，可加入少量表面洁净的铁丝或钢铜丝以防止氧化。

除去少量醇类的另一个方法为：在乙醚中加少量高锰酸钾粉末和 10g 左右氢氧化钠，放置数小时后，在氢氧化钠表面如有棕色的树脂状物质生成，则重复此操作直至氢氧化钠表面不产生棕色物为止，然后将乙醚倒入另一瓶内，加无水氯化钙脱水，熏蒸馏即得。如需绝对无水则将金属钠压成钠丝加入，并将瓶塞钻孔，附一氯化钙管放置，为了减少蒸发。在氯化钙管上安装一根一端拉成毛细管状玻璃管与外界相通。

4. 丙酮

分子量 58.08，沸点 56.5℃，相对密度 0.792，与水、醇和醚能任意混溶，为无色液体。

再生方法：丙酮中如含有多数的水时，可加食盐或固体碳酸钾等盐类，盐析成两层，分离弃去下层盐液，将上层丙酮蒸馏，收集 54~57℃ 馏分，再用无水氯化钙脱水，干燥，熏蒸馏而得。

精制方法：

(1) 一般工业用丙酮，含有甲醇、醛和有机酸等杂质，精制时加高锰酸钾粉末或溶液，摇匀，加热回流 4h，或放置 1~2d 至高锰酸钾不褪色，滤除沉淀，以无水碳酸钾或氯化钙脱水干燥，重蒸馏而得。

(2) 若丙酮中混有少量乙醇、乙醚、三氯甲烷等溶剂，可加二倍量的饱和亚硫酸氢钠溶液振摇，使生成亚硫酸氢钠-丙酮加成物再加入等量酒精，即析出结晶，过滤收集，顺次以酒精、乙醚洗涤，干燥。将结晶与少量水混合后，加入 10% 碳酸钠或 10% 盐酸使加成物分解，将滤液分级蒸馏，取丙酮的馏分，加无水氯化钙或碳酸钾脱水干燥，重蒸馏而得。

在脱水时应注意，丙酮不宜用金属钠或五氧化二磷脱水。

5. 三氯甲烷

分子量 119.4，沸点 61.26℃，相对密度 1.488，不溶于水，易与乙醚、乙醇等混溶，在日光下易氧化分解成 Cl_2、HCl、CO_2 及 $COCl_2$，$COCl_2$ 有毒，应贮存于棕色瓶中，或加入 0.5%~1% 乙醇，作为稳定剂。如不需要含有醇的 $CHCl_3$，则可用水洗 $CHCl_3$ 后，以无水碳酸钾或氯化钙干燥后蒸馏。但应注意 $CHCl_3$ 在稀碱水作用下易分解产生甲酸盐，在浓碱水作用下则生成碳酸盐。

再生及精制方法：医用三氯甲烷含有 1% 酒精作为稳定剂以防止它的分解，可用水洗去酒精，再用氯化钙脱水、熏蒸馏，收集 61℃ 时馏分，贮于棕色瓶中。

6. 乙酸乙酯

分子量 88.10，沸点 77.2℃，相对密度 0.898。含水的乙酸乙酯在日光下会逐渐水解为乙酸和乙醇，精制时可用 5% 碳酸钠（或碳酸钾）溶液和饱和氯化钙溶液分别洗去乙酸和醇，再以水洗，分级蒸馏取乙酸乙酯的馏分，再经过无水氯化钙脱水干燥后重蒸馏一次，或在乙酸乙酯中加少量水（每 500g 加水 2g），蒸馏，水和乙醇即在第一馏分中蒸出。

7. 苯

分子量 78.11，沸点 80℃，相对密度 0.879，不溶于水，可与乙醚、三氯甲烷、丙酮等以任意比例混溶，纯苯在 5.4℃ 时固化为结晶，常利用此性质来纯化。苯易燃，有毒。

再生方法：用稀碱水和洗涤后，氯化钙脱水，重蒸馏。

精制方法：工业规格的苯常含有噻吩、吡啶和高沸点同系物如甲苯等，不能借蒸馏方法除去，可将苯 1000mL 在室温下用浓 H_2SO_4 每次 30mL，振摇数次，直至硫酸层呈色较浅时停止。再经稀 NaOH 水洗至中性，氯化钙脱水，重蒸馏，收集 79~81℃ 馏分。对于甲苯等高沸点同系物，则用二次冷却结晶法除去，因苯在 5.4℃ 固化，故可冷却至 0℃，滤取结晶，而其他杂质留在液体中。

8. 石油醚

为轻质石油产品，主要是饱和低分子量脂肪烃类（主要是戊烷和己烷）的混合物。依沸点高低分成三种：30～60℃，60～90℃，90～120℃。石油醚极性小，不溶于水，不能和甲醇、乙醇等溶剂任意混溶。极易挥发，易燃。

再生方法：用过的石油醚，如含有少量低分子醇、丙酮或乙醚，可将其置于分液漏斗中用水洗涤数次，再从氯化钙脱水，重蒸馏，收集一定沸点范围内的部分。如含有少量三氯甲烷，则在分液漏斗先用稀碱液洗涤，再用水洗数次，氯化钙脱水后重蒸馏。

精制方法：工业规格的石油醚加入浓硫酸（每 1kg 石油醚加入浓硫酸 50～100g），振摇后放置 1h，分去下层硫酸液，其中可以溶出不饱和烃类，根据硫酸层的颜色深浅酌情用硫酸振摇萃取次数。上层石油醚再用 5% 稀碱液洗涤一次，然后用水洗涤数次，氯化钙脱水后重蒸馏，如需绝对无水，则再加金属钠或五氧化二磷脱水干燥。

9. 四氯化碳

分子量 153.84，沸点 76.7℃，相对密度 1.589，极性很低，不溶于水。工业规格的四氯化碳中常含有 2%～3% 二硫化碳，其除去方法为：取 1000mL 四氯化碳加 50%KOH 乙醇溶液 100mL，60℃加热回流 30min，冷却后，用水洗涤，分去水层，再用少量浓硫酸振摇多次，直至硫酸不变色为止，用水洗涤。氯化钙或固体氢氧化钠脱水后，加石蜡油少许，蒸馏，可得精制品。四氯化碳不燃，有毒，吸入或与皮肤接触都能导致中毒。

三氯甲烷和四氯化碳脱水干燥时，切忌用金属钠，否则会发生爆炸。

10. 正丁醇

分子量 74.12，沸点 117.7℃，是一种具有难闻气味的液体。

精制方法：取三级正丁醇和 CaO（每 100mL 加 5gCaO）共蒸馏，收集恒温时馏出的部分即得。

11. 乙酸

分子量 60.05，沸点 113℃，冰点 16.5℃，相对密度 1.06，纯的乙酸（99%～100%）在低于 16.5℃时可凝结成冰块状固体，故纯的乙酸又称为"冰乙酸"。乙酸常含有微量水和醛等杂质，其精制可用冰冻法，即冷却至 0～10℃ 乙酸凝为结晶，分去液体，将结晶加热溶化，再经冷冻一次，即可除去水分。也可加适量乙酸酐进行分解，收集 117～118℃ 的馏分。若需除去乙醇和醛等杂质，则在乙酸中加 2% 左右的重铬酸钾（或钠）或 2%～5% 高锰酸钾回流 2～6h，再分馏。

12. 甲酸

甲酸是具有刺激性臭味的无色液体，沸点 100.5℃，相对密度 1.220，它的腐蚀性极强，触及皮肤能导致起泡。由于沸点与水非常接近，因此不能用分馏法使水分完全除去。甲酸与水可形成共沸点混合物，在107℃时馏出，其中含有77%的甲酸，无水的甲酸可由甲酸的铅盐与硫化氢作用而得。

13. 环己烷

环己烷是无色液体，沸点80.2℃，相对密度0.779，不溶于水而溶于乙醇、乙醚、苯、丙酮等有机溶剂。易挥发，易燃，其性质与石油醚相似。再生时可先用稀碱液洗涤，再用水洗，脱水重蒸馏。其精制方法为：将工业规格的环己烷加浓硫酸及少量硝酸钾放置数小时后分去硫酸层，再与水洗，重蒸馏。如需要绝对无水，则要加金属钠丝脱水干燥。

14. 1,2-二氯乙烷

分子量98.96，沸点83.4℃，折射率1.4448，相对密度1.2531，无色油状。20℃时，100g水可溶0.87g，能形成含水18%、沸点72℃的共沸混合物。可与乙醇、乙醚和三氯甲烷相混溶。一般纯化依次用浓H_2SO_4、稀碱溶液和水洗涤，以无水氯化钙干燥或加入五氧化二磷分馏即得。

15. 甲酰胺

分子量45.04，熔点2.5℃，沸点210.5℃（分解），折射率1.4475，相对密度1.333，无色澄明油状液体。溶于水、低级醇和乙二醇；不溶于碳氢化合物、卤代烷和硝基苯，可溶于铜、铅、锌、锡、镍、钴、铁、铝和镁等的氯化物、硝酸盐以及其中某些硫酸盐。具有很高的介电常数，是一种很好的离子化的溶剂。目前市售的三级纯甲酰胺含量为98.5%，常混有甲酸和甲酸铵，不能单纯用蒸馏方法分离除去，一般是将普通甲酰胺通入氨气至呈碱性，将含有的甲酸变为甲酸铵，再加入丙酮使之沉淀，滤去，将滤液用无水硫酸钠干燥，减压蒸馏，收集沸点105℃/11mmHg❶馏分。甲酰胺不能用硫酸钙干燥，因能被溶解，溶液呈胶状。甲酰胺吸湿性很强，应注意防潮。

16. 吡啶

分子量79.10，沸点115℃，相对密度0.98，能与水、乙醇、乙醚等混合，和水共沸，共沸点92～93℃。要去除吡啶中的水分，可加适量的固体氢氧化钠放置，分去析出水层后，再加固体氢氧化钠至无水层分出为止，蒸馏，收集115℃馏分，为无水吡啶。

17. 二甲基甲酰胺

分子量73.10，沸点153℃，相对密度0.95，能与水、乙醇、乙醚等许多有机溶剂任意混溶。二甲基甲酰胺与水形成共沸混合物，故含有水分的二甲基甲酰胺不

---

❶ 1mmHg=0.133kPa

能用分馏法除去，可加无水碳酸钾干燥后，蒸馏精制。

18. 正己烷

分子量 86.18，沸点 68.74℃，不溶于水，溶于乙醇、乙醚、丙酮、三氯甲烷等有机溶剂。易挥发，易燃。处理方法同石油醚。

19. 二氯甲烷

分子量 84.94，沸点 40℃，相对密度 1.335，在 25℃时，100g 水可溶 1.3g 二氯甲烷，可溶于醇、醚。易挥发。蒸气无燃烧性、爆炸性，但有麻醉作用、有毒。依次用酸、碱和水洗涤后，加入碳酸钾或 4A 分子筛干燥后蒸馏即得（注意：不可用金属钠脱水）。

20. 二硫化碳

分子量 76.14，沸点 46.25℃，相对密度 1.260。性质与四氯化碳相似，纯的二硫化碳为无色液体，味香，有毒性。市售工业规模的二硫化碳常含硫化氢、硫氢化碳等分解产物，因而气味难闻。二硫化碳久置颜色变黄，精制时，先用金属汞振摇，再用饱和氯化汞冷溶液振摇，最后再用高锰酸钾溶液洗涤后蒸馏而得。

附录四

常用溶剂的物理常数

溶剂名称	沸点/℃	相对密度	介电常数	溶解度(在水中)/%	共沸点/℃
甲醇	64	0.792	32.7	任意互溶	不共沸
乙醇	78	0.791	24.6	任意互溶	78
丙酮	56	0.791	20.7	任意互溶	不共沸
正丁醇	118	0.810	17.5	7.450	92
乙酸乙酯	77	0.901	6.0	8.080	70
乙醚	35	0.714	4.3	6.040	34
三氯甲烷	61	1.480	4.8	0.815	56
苯	80	0.879	2.3	0.178	69
石油醚	30～60 60～90 90～120	0.625～0.660	1.1	不溶	—
二氯甲烷	40	1.330	8.9	1.300	39
甲苯	111	0.867	2.4	0.152	85
甲酸	101	1.220	58.5	任意互溶	107
乙酸	118	1.049	6.2	任意互溶	—
乙腈	82	0.783	37.5	任意互溶	77
环己烷	81	0.779	2.0	0.010	70
四氢呋喃	66	0.887	7.6	任意互溶	64
甲酰胺	211	1.133	101.0	任意互溶	—
二氧六环	101	1.033	2.2	任意互溶	不共沸
甲苯	111	0.868	2.4	0.150	—
水	100	1.000	80.4	—	—

附录五

常用干燥剂性能

化学干燥剂可分两类：一类是与水可以生成水合物的，如硫酸、氯化钙、硫酸铜、硫酸钠、硫酸镁和氯化镁等；另一类是与水反应后生成其他化合物的，如五氧化二磷、氧化钙、金属钠、金属镁、金属钙和碳酸钙等。必须注意的是有些化学干燥剂是一种酸或与水作用后变为酸的物质，也有一些化学干燥剂是碱或与水作用后变为碱的物质，在使用这些干燥剂时应考虑到被干燥物的酸碱性质。应用中性盐类作干燥剂时，如氯化钙，它能与多种有机物形成分子复合物，也要加以考虑。因此在选择干燥剂时首先应了解干燥剂和被干燥物的化学性质。下面介绍了一些实验室常用干燥剂的性能。

一、氯化钙

氯化钙在固体、液体和气体的干燥时均可使用。有干燥能力的是含二分子结晶水的氯化钙 $CaCl_2 \cdot 2H_2O$，潮解吸水后成为含六分子结晶水的氯化钙 $CaCl_2 \cdot 6H_2O$，加热至30℃时变为 $CaCl_2 \cdot 4H_2O$，至200℃恢复为 $CaCl_2 \cdot 2H_2O$，如加热至800℃则水分完全失去，成为熔融的氯化钙。可以用氯化钙脱水的化合物有烃类、卤代烃类、醚类。对沸点较高的溶剂，干燥后重蒸溶剂时，应将干燥剂滤出，不可一起加热蒸馏，以免被吸去的水分在加热时再度放出。氯化钙的缺点是脱水能力不强，并且能和多种有机物生成复合物，如醇、酚、胺、氨基酸、脂肪酸等，因此不可作为醇等溶剂的脱水干燥剂。

对结构不明的化合物溶液，不宜使用氯化钙来干燥。

二、硫酸钠

无水硫酸钠可用于中性，酸性和碱性物质的脱水干燥剂，对有机物没有反应，可以广泛应用，吸水后成为带有十分子结晶水的硫酸钠 $Na_2SO_4 \cdot 10H_2O$。但其脱水能力弱而且作用慢，不能用加热来促使脱水，因为含水的硫酸钠在33℃以上会失结晶水，对于含水量较多的醇类不宜用作脱水干燥剂，适用于醚、苯、三氯甲烷等溶剂。新买来的无水硫酸钠应加热焙干后使用。

三、硫酸镁

性质同硫酸钠，吸水效力强一些，与水生成水合物含七分子结晶水。

四、硫酸铜

制备无水醇时常加以应用，是相当弱的干燥剂。无水硫酸铜为浅绿色，生成水合物质变蓝 $CuSO_4 \cdot 5H_2O$，根据变蓝的反应说明吸水过程在进行，故可用来检验溶剂的无水程度，$CuSO_4 \cdot 5H_2O$ 加热至100℃失去四分子结晶水可以由此再生。加热温度不宜增至220~230℃，否则就会生成碱性盐类失去水合的效力。

五、硫酸钙

无水硫酸钙由石膏加热至160~180℃而得，如在500~700℃灼烧所得的无水硫酸钙，几乎不能与水结合。它是强烈干燥剂之一，但吸水量不大，只能达到其总重量的6.6%，吸水后形成相当稳定的水合物 $2CaSO_4 \cdot H_2O$。它和其他形成水合物的盐类不同，被干燥的有机液体不需要与它事先分开，可以放在一起蒸馏，甲醇、乙醇、乙醚、丙酮、甲酸和乙酸用硫酸钙脱水可得到良好的效果。

六、苛性碱

苛性钠（NaOH）和苛性钾（KOH）是碱性干燥剂，适用于干燥有机碱类，如氨气、胺类、吡啶、重氮甲烷，生物碱等。作为干燥器内的干燥剂，苛性碱在用来排除被干燥物质挥发出来的酸性杂质时，应用更多，苛性钾的效力较苛性钠大60倍，对于酸性物或酮、醛等均不适用。

七、碳酸钾

无水碳酸钾的碱性比苛性碱弱，应用范围较广，除适用于碱性物质外，对醇类也适用。

八、氧化钙

俗称生石灰，也是一种碱性干燥剂，实验室常用来制造无水乙醇，因为来源方便，生成氢氧化钙不溶于乙醇，要得到绝对无水的乙醇，需要用过量的氧化钙，1g水要5g块状氧化钙（理论量是3.11g），干燥有机碱液体也可用氧化钙，但不适用于甲醇，因 CaO、H_2O、CH_3OH 三者与形成的复合物达到平衡，不完全脱水，而且要吸收20%的甲醇。

九、金属钠

金属钠有很强的脱水作用,广泛应用于各种惰性有机溶剂的最后干燥,如用于乙醚、苯、甲苯、石油醚等,由于金属钠有可加工塑性,脱水时可将钠块周围的杂质切去,用压钠机压成条状放入盛有溶剂的容器内,这样可使金属钠与液体接触的表面大大增加,不致由于金属钠含有的杂质在钠块表面形成一层薄膜,妨碍进一步与水作用。此外,必须注意 $CHCl_3$、CCl_4 及其他含有 $-OH$,$>C=O$ 等反应性强的官能团的溶剂都不能用金属钠脱水,含水量多的溶剂也不能用,因为钠遇水发生爆炸,易引起危险事故。

十、浓硫酸

浓硫酸是一种酸性干燥剂,由于它对许多有机化合物的腐蚀性,限制了它在干燥上的应用,因此硫酸多半应用于无机物或作为干燥器内的干燥剂,对于气体,并不是所有中性和酸性的气体与硫酸都不起作用。硫酸除了酸的作用外还有氧化作用,例如,溴化氢遇到硫酸大部分被氧化成溴。干燥器内以硫酸为干燥剂的应用很广,但是真空干燥器内应用硫酸应十分小心,因为硫酸在 1mmHg 的压力下有一部分要挥发,它的蒸气与干燥物质会起作用。放在干燥器内的硫酸中可加入 1% 硫酸钡(18g 硫酸钡加在 1L 硫酸内,相对密度 1.84),当硫酸吸水浓度降低至 93% 时,即析出 $BaSO_4 \cdot 2H_2SO_4 \cdot H_2O$ 的针状结晶,当硫酸浓度降低至 84% 时,$BaSO_4 \cdot 2H_2SO_4 \cdot H_2O$ 会变成很细小的结晶,如果我们发现有细小的硫酸钡结晶出现时,就应更换新硫酸。

十一、五氧化二磷

五氧化二磷即是磷酸酐,吸水后生成磷酸;它的脱水反应是不可逆的,在酸性干燥剂中它的效力最高,可用于一般固体、气体和惰性液体的脱水。碱性物质或有羟基的化合物不宜用五氧化二磷来脱水。它的最大缺点是吸水后表面生成一层很黏的磷酸妨碍它进一步的干燥作用,必须注意五氧化二磷中常含有少量的三氧化二磷,此物大量地与热水作用会生成高毒性的磷化氢。

$$2P_2O_3 + 6H_2O \longrightarrow PH_3 + 3H_3PO_4$$

十二、硅胶

二氧化硅与少量水(2%~10%)结合形成的胶状物($SiO_2 \cdot xH_2O$),称为硅胶,呈无色透明玻璃块状,其中有无数目不能见的细孔,借毛细现象吸收湿气,发挥干燥能力,常用作气体干燥剂。吸水硅胶外观无变化,为了便于观察,可加

$COCl_2$ 盐，干燥时呈蓝色，吸水后呈淡黄色（$COCl_2$ 用量少时则退色）。

再生时将硅胶铺在器皿中成一薄层，放入烘箱 150～180℃ 加热，应注意勿超过 200℃。

下面是各种干燥剂按效力降低的次序排列。

第一类	第二类	第三类
1. P_2O_5	10. $Mg(ClO_4)_2 \cdot 3H_2O$	16. H_2SO_4（95%）
2. Al_2O_3	11. CaO	17. $CaCl_2$（工业无水）
3. B_2O_3	12. $CaCl_2$（无水）	18. $CaCl_2$（颗粒）
4. BaO	13. $CaBr_2$	19. $ZnCl_2$（熔融）
5. $Mg(ClO_4)_2$	14. NaOH（熔融）	20. $ZnBr_2$
6. KOH（熔融）	15. $Ba(ClO_4)_2$	21. $CuSO_4$
7. H_2SO_4		22. $MgSO_4$
8. 硅胶		23. Na_2SO_4
9. $CaSO_4$		

上述三类干燥剂，每一类在干燥空气时，于 25～30℃ 以 1～3L/min 的速度通过，结果在干燥空气中残留的水分各为：

第一类（1～9）　　$1 \times 10^{-5} \sim 1 \times 10^{-3}$ mg/L；

第二类（10～15）　$1 \times 10^{-2} \sim 1 \times 10^{-1}$ mg/L；

第三类（16～23）　$1 \times 10^{-1} \sim 1$ mg/L。

参考文献

[1] 国家药典委员会. 中华人民共和国药典. 2020 版. 北京：中国医药科技出版社，2020.
[2] 南京中医药大学. 中药大辞典. 2 版. 上海：上海科学技术出版社，2006.
[3] 杨武德，柴慧芳. 中药化学与天然药物化学实验指导. 北京：中国中医药出版社，2019.
[4] 柳立新，王甫成. 天然药物化学实训. 南京：东南大学出版社，2014.
[5] 张永红. 天然药物化学实验指导. 厦门：厦门大学出版社，2013.
[6] 周祯祥，唐德才. 中药学. 北京：中国中医药出版社，2017.
[7] 孙文基. 天然药物成分提取分离与制备. 3 版. 北京：中国医药科技出版社，2006.
[8] 金利泰. 天然药物提取分离工艺学. 杭州：浙江大学出版社，2014.
[9] 刘修树，冯彬彬，宋敬丽. 天然药物化学. 武汉：华中科技大学出版社，2022.
[10] 张东方，信颖. 中药现代分离技术. 沈阳：辽宁大学出版社，2006.